Das Säure-Basen-Gleichgewicht

Christopher Vasey

Das Säure-Basen-Gleichgewicht

Die Quelle für Vitalität und Wohlbefinden

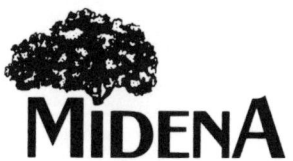

Die Deutsche Bibliothek – CIP-Einheitsaufnahme

Vasey, Christopher:
Das Säure-Basen-Gleichgewicht: die Quelle für Vitalität und Wohlbefinden/Christopher Vasey.
– Küttigen/Aarau: Midena, 1992
ISBN 3-310-00131-8

Die französische Originalausgabe erschien unter dem Titel »L'équilibre acido-basique« bei Editions Jouvence, Grand-Lancy. Die deutsche Übersetzung besorgte Maya Im Hof.

Alleinvertrieb für Deutschland:
WELTBILD VERLAG GmbH
Steinerne Furt 68, W-8900 Augsburg

Dritte Auflage 1993

© 1992 – MIDENA VERLAG, CH-5024 KÜTTIGEN/AARAU
Gestaltung Umschlag und Illustrationen Inhalt:
Peter Engel, München
Gestaltung Inhalt und Satz: Kneuss Satz AG, Lenzburg
Herstellung: Druckerei Ebner Ulm
Verantwortliche Verleger: Alfred und Léonie Haefeli

ISBN 3-310-00131-8

Inhaltsverzeichnis

Vorwort

Säuregrad, Basizität, pH-Wert des Urins, Azidose … immer häufiger tauchen diese Begriffe im Gespräch mit Ernährungswissenschaftlern, Ärzten, Naturheilpraktikern und Homöopathen auf – im Zusammenhang mit leichten gesundheitlichen Störungen, aber auch in bezug auf schwere degenerative Krankheiten.

Der Laie ahnt, dass dabei Kernfragen der Gesundheit angesprochen werden. Doch worum geht es eigentlich? Was ist überhaupt eine Säure? Und eine Base? Wo kommen sie vor? Wie entsteht Übersäuerung? Weshalb können sich Säuren auf die Gesundheit schädlich auswirken? Und wie lässt sich dies verhindern?

Das Buch *Das Säure-Basen-Gleichgewicht* von Christopher Vasey, das die Problematik der Säure allgemein verständlich darstellt, kommt hier wie gerufen. Ohne jedes Fachchinesisch gelingt es dem Naturheilpraktiker, auf klare und einfache Weise zu erklären, was unter Azidose, pH-Wert usw. zu verstehen ist.

Sein Ziel ist es, den Betroffenen zu helfen. Es handelt sich somit um ein ausgesprochen praktisches Buch. Anhand verschiedener Listen und Tabellen kann der Leser oder die Leserin selber testen, ob er oder sie an Übersäuerung leidet, wo die Gründe für eine eventuelle Übersäuerung lie- 7 gen und wie das Säure-Basen-Gleichgewicht wieder hergestellt werden kann.

Das Buch spricht nicht nur eine breite Leserschaft an, sondern in ganz besonderem Mass auch all jene, ob Mediziner oder Nichtmediziner, die sich mit therapeutischen Massnahmen befassen. Denn der Säureüberschuss im menschlichen Organismus führt heute nicht nur mehr denn je zu gesundheitlichen Problemen, sondern schränkt auch die heilende Wirkung von zahlreichen Behandlungsmethoden und Medikamenten ein.

Wir freuen uns, Ihnen das Grundlagenwerk über das Säure-Basen-Gleichgewicht in die Hände zu geben und damit ein zunehmend aktuelles Thema anzugehen – denn unsere moderne Lebens- und Ernährungsweise trägt zweifellos dazu bei, dieses kostbare Gleichgewicht zu stören.

«Von allen Zusammensetzungen unserer Körpersäfte wirkt sich die Säure zweifellos am schädlichsten aus.»

Hippokrates

Einleitung

Unsere Gesundheit ist mit dem Balanceakt eines Seiltänzers zu vergleichen, der unaufhaltsam bestrebt sein muss, das Gleichgewicht zu halten. Das Gleichgewicht strebt man aber auch auf anderen Ebenen an: die Harmonie zwischen Aktivität und Ruhe, zwischen den Bedürfnissen des Körpers und der tatsächlich eingenommenen Nahrung, zwischen der Produktion und der Ausscheidung von Giftstoffen... und nicht zuletzt als subtiles Gleichgewicht zwischen den Basen und Säuren unseres Körpers.

Jede Verschiebung dieses Gleichgewichts, ob nun zugunsten eines Säure- oder eines Basenüberschusses, ist ein Angriff auf unsere Gesundheit und erhöht das Risiko organischer Störungen.

Moderne Ernährungsgewohnheiten und die heutige Lebensweise zerstören das Säure-Basen-Gleichgewicht und bewirken immer häufiger eine Übersäuerung unseres Organismus.

Nun gibt es Menschen, die mit der Belastung, die der Verzehr von sauren Stoffen mit sich bringt, problemlos fertigwerden. Doch die meisten von uns bekunden mit der Neutralisierung und Ausscheidung dieser Substanzen mehr oder weniger Mühe.

9

Dass bei manchen Menschen der Kohlehydrat-stoffwechsel schlecht funktioniert und sie deshalb an Diabetes oder Fettleibigkeit leiden, ist allgemein bekannt. Andere bauen Salz schlecht ab, so dass der Körper Wasser zurückzuhalten beginnt, oder sie zeigen Schwierigkeiten im Umsetzen von Eiweiss und werden anfällig für rheumatische Beschwerden und Nierenleiden. Andere wiederum bekunden Mühe mit dem Abbau von Säuren, die sie mit der Nahrung zu sich nehmen oder die der Körper produziert.

Solche Stoffwechselschwächen kommen besonders häufig vor, und dennoch weiss man über die Zusammenhänge sehr wenig. Sie bewirken eine Übersäuerung des Milieus, die eine ganze Reihe von gesundheitlichen Störungen nach sich ziehen kann. Zahlreiche Menschen sind davon betroffen, ohne je Linderung zu finden; denn solange sie die tatsächliche Ursache ihrer Probleme nicht kennen, bleibt eine sinnvolle Behandlung Utopie.

Die Übersäuerung des Milieus kann die verschiedensten Beschwerden hervorrufen, die einzeln oder gleichzeitig auftreten und den Kranken in einer mühseligen Odyssee von einem Spezialisten zum andern treiben. So unterzieht sich der Patient einer ganzen Reihe von Behandlungen, während nur eine einzige grundlegende Massnahme die Gesundung herbeiführen könnte: die Entsäuerung des Milieus.

Doch wer vermutet schon einen Zusammenhang zwischen so unterschiedlichen Beschwerden wie Rheuma, chronischer Erkältung, depressiven

Verstimmungen und Zahnkaries? Oder zwischen hartnäckigem Ekzem, Haarausfall, Neuralgien und verminderter Leistungsfähigkeit?

Die wenigsten Leute führen diese Krankheiten auf eine gemeinsame Ursache zurück. Und noch viel weniger auf eine Störung des Säure-Basen-Gleichgewichts.

Der Begriff «Übersäuerung» ist nicht etwa ein modernes Schlagwort oder gar der neuste Sündenbock, der für all unsere Übel verantwortlich gemacht werden kann. Die säurebedingten Beschwerden, so unterschiedlich sie auch sein mögen, sind die logische Folge eines bestimmten Mangels: sie werden ausgelöst durch den Verlust an Mineralstoffen im Gewebe, der entsteht, wenn der Körper gegen die Säure ankämpft.

Fragen des Säure-Basen-Gleichgewichts werden gewöhnlich in einem sehr allgemeinen Rahmen angegangen – in bezug auf Personen, deren Stoffwechsel auf Säure durchaus normal reagiert. Für die immer zahlreicheren Menschen, deren Säurestoffwechsel aus dem Gleichgewicht ist, ist dies keine grosse Hilfe. Hier muss die Diskussion über die Säureproblematik unter ganz anderen Gesichtspunkten erfolgen, so wie zum Beispiel auch der Zuckerkonsum unterschiedliche Fragen aufwirft, je nachdem, ob es sich um Diabetiker oder Nichtdiabetiker handelt.

Ziel des vorliegenden Buches ist, den Leser auf diese Stoffwechselstörung aufmerksam zu machen und die Folgen der Übersäuerung aufzuzeigen.

*Die heutige Lebensweise und die moderne Ernährungs-
form führen zu einer Übersäuerung des Organismus und
damit zu einer ganzen Reihe von Beschwerden.*

Beispiele
aus der Praxis

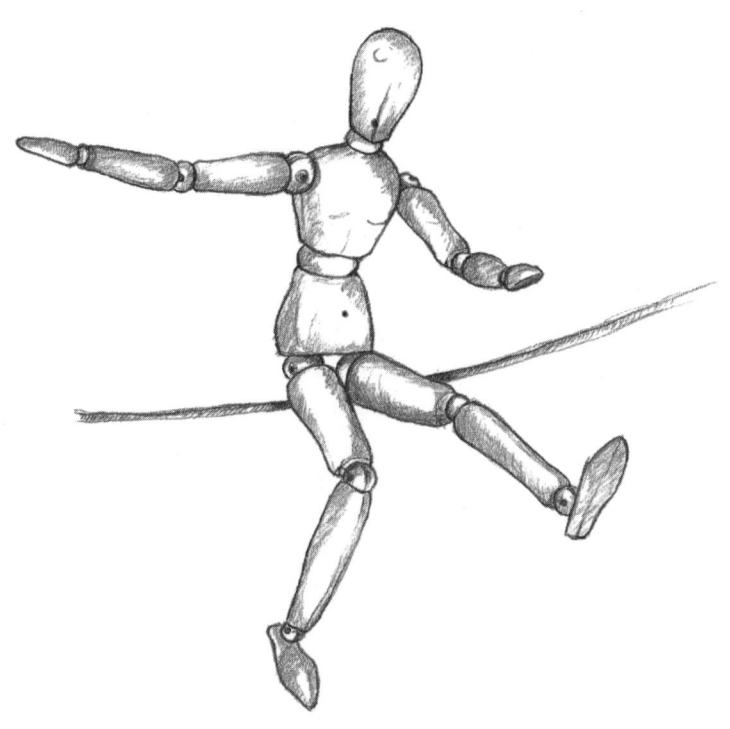

Betrachten wir das Problem der Übersäuerung zuerst anhand einiger Fallbeispiele, wie sie in der Praxis häufig vorkommen.

Frau L., 49 Jahre alt – Verminderte Leistungsfähigkeit, Depressionen

Frau L. leidet unter depressiven Verstimmungen. Sie klagt über ständige Müdigkeit, verminderte Leistungsfähigkeit und niedrigen Blutdruck. Ihre Extremitäten (Hände und Füsse) sind kalt und gefühllos. Gelenkschmerzen wandern von einem Gelenk zum andern. Die Zähne sind von Karies befallen, das Zahnfleisch ist überempfindlich und die Nägel sind brüchig. Auch ist sie von Nervosität, Reizbarkeit und Schlafstörungen geplagt.

Die Beschwerden von Frau L. sind für ein saures Milieu charakteristisch. Unterziehen wir ihre Ernährung einer genaueren Prüfung, bestätigt sich unsere Annahme. Abgesehen von einer ausgewogenen Mahlzeit pro Tag (Salat, Gemüse, Kartoffeln, Teigwaren oder Reis, Käse oder Fleisch) isst Frau L. fast ausschliesslich Früchte und Joghurt. Beides sind zwei saure Nahrungsmittel, gegen die nichts einzuwenden ist, wenn sie in richtiger Kombination und in einer normalen Menge eingenommen werden. Aber Frau L. isst den ganzen Tag Früchte und bis zu 8 Portionen Joghurt pro Tag, in der Hoffnung, die fehlende Vitalität zurückzugewinnen. Ihr Kaffeekonsum ist ebenfalls ungewöhnlich hoch.

Nach dieser einseitigen Kost braucht es einige Zeit, bis sich der Körper an die neue Ernährung gewöhnt hat und das Milieu entsäuert ist. Doch bereits nach zwei Monaten fühlt sich Frau L. besser. Lebensfreude und Leistungsfähigkeit sind zurückgekehrt. Sie ist entspannter und schläft besser. Frau L. friert eindeutig weniger und ihre Nägel sind wieder fest.

Sie setzt ihre basenüberschüssige Diät fort, und schon vier Monate später ist sie beinahe beschwerdefrei. Ihre depressiven Verstimmungen gehören der Vergangenheit an.

Frau R., 68 Jahre alt – Arthrose, Ischias

Seit ihrem 15. Lebensjahr leidet Frau R. in regelmässigen Abständen unter Wirbelsäulen- und Kniegelenkschmerzen, die im Laufe der Jahre zunehmen. Die schmerzfreien Perioden werden seltener und kürzer. Schliesslich kann Frau R. nicht mehr Treppensteigen; sie vermag die Füsse nicht einmal mehr hoch genug zu heben, um die Schuhe anzuziehen. Wiederholte Ischiasschübe machen sie über längere Zeit immobil. Im Alter von 49 Jahren wird sie wegen den Rücken- und Kniebeschwerden ein Pflegefall. Sie beginnt sich damit abzufinden, sich nur noch im Rollstuhl fortbewegen zu können. Ihr Zahnfleisch blutet, die Zähne wackeln. Der Zahnarzt empfiehlt ihr, die Zähne ziehen und ein Gebiss einsetzen zu lassen. 15

Die Ernährung von Frau R. setzt sich aus zu vielen sauren und säurebildenden Lebensmitteln zusammen. Es sind dies vor allem Weissbrot, Teigwaren und gesüsste Flocken. Weisser Zucker, Schokolade und saure Früchte nehmen in ihrer Ernährung ebenfalls einen wichtigen Platz ein. Zudem trinkt Frau R. aussergewöhnlich viel Kaffee (ein stark säurebildendes Getränk).

Im Alter von 50 Jahren stellt Frau R. ihren Speisezettel vollständig um. Sie beginnt mit einer basenüberschüssigen Kost, an die sie sich in der Folge streng hält. Kaffee, Zucker und Süssigkeiten werden vom Speisezettel gestrichen. Dreimal täglich nimmt sie ein basisches Mineralpräparat (alkalische Zitrate), das die Säure neutralisiert.

Einen Monat nach Behandlungsbeginn kann sich Frau R. wieder bewegen und Treppen steigen. Ein Jahr später ist sie beschwerdefrei. Frau R. fühlt sich so gut und gesund wie noch nie.

18 Jahre später ist Frau R. unverändert beweglich und aktiv... und trägt noch immer kein Gebiss!

Kind D., 6 Jahre alt – chronische Erkältung

Das Kind leidet 11 Monate im Jahr unter einer chronischen Erkältung. Seine Zähne sind extrem stark von Karies befallen, und die Fingernägel sind brüchig und gespalten. Der Knabe ist ständig müde und möchte sich immer wieder ausruhen.

Die Überprüfung des Speisezettels zeigt, dass er übermässig viel Früchte und gesüsste Getreideflocken isst und diese beiden säurebildenden Nahrungsmittel zudem häufig in derselben Mahlzeit (Butterbrot und Frucht, Flocken und frische Früchte, Obstkuchen, Reis und Fruchtdesserts). Die Kombination von Stärkeprodukten und Früchten ist häufig schlecht verdaulich und führt zu Gärungen im Darmtrakt. Dabei werden Säuren produziert, die die ohnehin übermässige Säurezufuhr weiter ansteigen lassen.

Die Therapie besteht darin, den Konsum von Früchten und Flocken drastisch einzuschänken und ihre gleichzeitige Einnahme zu vermeiden. Der Anteil an basenbildenden Speisen wie Gemüse und Kartoffeln wird erhöht. Die Ausscheidung der Säuren wird zudem durch reinigende Kräutertees stimuliert.

5 Tage später klingt die Erkältung ab, und das Kind fühlt sich gesund und munter.

Herr H., 50 Jahre alt – Ekzem

Herr H. leidet an einem hässlichen Halsekzem. Es hat als rauher, roter Hautfleck begonnen, der rissig wurde und zu nässen begann. Das abgesonderte Sekret trocknete zu einer Kruste ein, die eine Hautfläche von 10 x 6 cm bedeckte. Bei bestimmten Bewegungen, oder wenn Herr H. dem starken Juckreiz nachgab und sich kratzte, entstanden erneut nässende Risse, die ein Abheilen der Wunde verunmöglichten. Auch unter der Arm- 17 banduhr war die Haut gereizt. An den Zehen litt der Mann unter Schrunden. Herr H. hat in früheren Jahren an einer Gürtelrose gelitten.

Der Speisezettel des Patienten setzt sich aus übermässig vielen Früchten zusammen, die er in roher und gekochter Form zu fast jeder Mahlzeit oder Zwischenmahlzeit isst. Honig und Getreideflocken sind ebenfalls übervertreten, ohne dass ihre Säure durch eine entsprechende Menge von basenbildenden Speisen neutralisiert würde. Herr H. nimmt nur sehr selten gekochtes oder rohes Gemüse und Kartoffeln zu sich.

Um die azidosebedingten Beschwerden des Patienten zu lindern, wird eine basenüberschüssige Diät verordnet, ergänzt durch alkalische Zitrate, die die Säure neutralisieren. Reinigende Kräutertees sollen zudem die Ausscheidung der Säure beschleunigen.

Sechs Wochen nach Behandlungsbeginn ist das Ekzem immer noch unverändert. Herr H. hat die Hoffnung auf eine Besserung schon fast aufgegeben. Dennoch wird die Behandlung fortgesetzt. Eine Woche später beginnen die nässenden Stellen plötzlich zu trocknen, die Kruste löst sich, und die Haut vernarbt. Abgesehen von einer leichten Rötung, die noch einige Zeit sichtbar ist, ist das Ekzem verschwunden.

Herr H. behält die basenüberschüssige Kost im grossen und ganzen bei, verzichtet jedoch auf reinigende Tees und Basenpräparate. Zwei Jahre später ist die Haut noch immer in einem ausgezeichneten Zustand. Sie ist jedoch nach wie vor empfindlich, und so kommt es immer wieder vor, dass sie sich rötet und trocken wird – vor allem dann, wenn Herr H. zu viele säurebildende Speisen zu sich nimmt. Eine leichte Korrektur der Ernährung bringt jeweils alles wieder in Ordnung.

Strebt jemand nach Gesundheit, müssen wir ihn zunächst fragen, ob er bereit sei, die Ursache seiner Krankheit zu beheben. Nur dann können wir ihm helfen.

Hippokrates

Die Bedeutung des Milieus für unsere Gesundheit

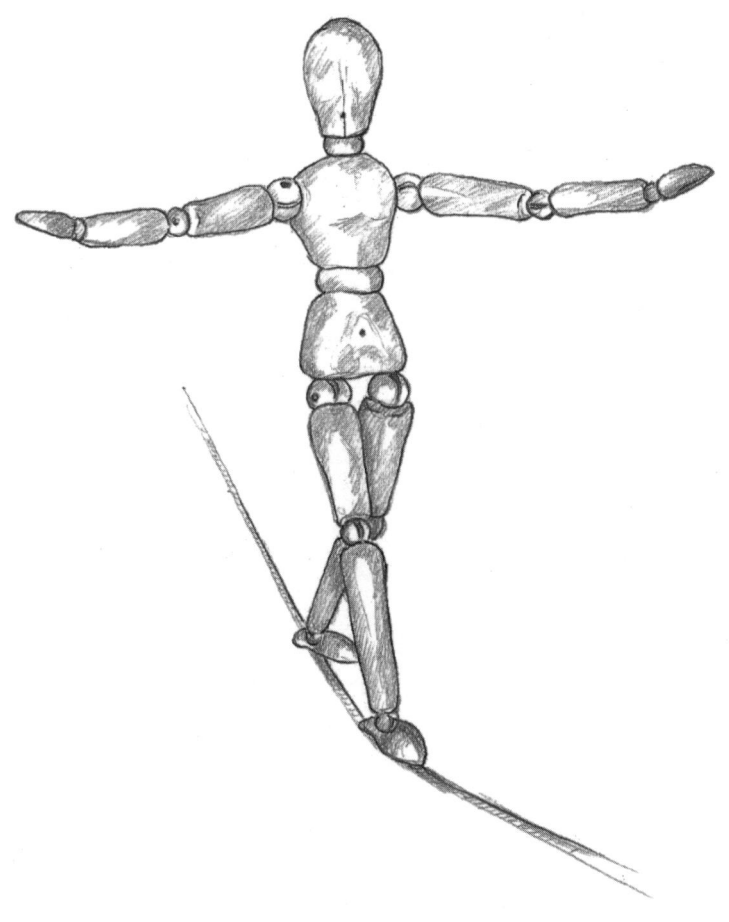

Die Entstehungsmechanismen von Gesundheit und Krankheit sind nur zu verstehen, wenn wir vom «Milieu» unseres Körpers eine klare Vorstellung haben.

Oft tun wir uns schwer, den Begriff «Milieu» überhaupt mit dem menschlichen Organismus in Beziehung zu bringen. Ganz anders im Pflanzenreich! Wenn eine Pflanze an ihrem neuen Standort nicht gedeiht, stellen wir diesen Bezug automatisch her. Wir sprechen dann vom Boden, der zu lehmig oder zu kalkhaltig ist, und versuchen herauszufinden, welche Bodenbeschaffenheit unserer Pflanze bekommt.

In der Tat gedeiht eine Pflanze nicht in jedem Milieu oder Boden gleich gut. Sie zieht einen bestimmten Boden vor, weil er jene Zusammensetzung von mineralischen und organischen Substanzen besitzt, die sie für ein gesundes Wachstum benötigt. Wird sie in eine Umgebung gepflanzt, die ihren Bedürfnissen nicht entspricht, gedeiht sie weniger gut. Sie bleibt klein und schwach, wächst kaum oder gar nicht und wird von Schädlingen befallen, sie beginnt zu kümmern und geht möglicherweise sogar zugrunde.

Dasselbe gilt für den menschlichen Körper. Seine Zellen und Organe können nicht einwandfrei funktionieren, wenn ihre Umgebung bestimmte Bedingungen nicht erfüllt. Es gibt also auch ein *ideales Körpermilieu,* das für ein bestmögliches Funktionieren unserer Organe verantwortlich ist.

Die Umgebung unserer Zellen und Organe – das Milieu – besteht aus Körperflüssigkeit, nämlich dem Blut, der Lymphe und den Zellsäften; diese drei machen zusammen 70% unseres Körpergewichts aus.

Unser Körper besteht also vorwiegend aus Flüssigkeit, obwohl man dies rein äusserlich keineswegs vermuten würde! Dass der Flüssigkeitsanteil in unserem Organismus so hoch ist, hat seinen guten Grund. Die Zellen sind an einen bestimmten Ort gebunden. Sie können nicht wandern, um Nahrung zu holen oder Abfall loszuwerden. Diese Aufgabe müssen «andere» übernehmen: die Körperflüssigkeiten. Das Blut, das in den Blutbahnen zirkuliert, die Lymphe, die durch die Lymphgefässe fliesst, und das Serum, das die Zellen von innen und aussen umspült, sorgen gleichzeitig für die Ernährung, Materialbeschaffung und Müllabfuhr.

Die Körperflüssigkeit ist für die Zelle, was die Erde für die Pflanze. Von der Zusammensetzung der Körpersäfte – vom *Körpermilieu* also – ist das gute Funktionieren unserer Zellen abhängig. Das heisst, dass jede Abweichung vom optimalen Zustand unsere Gesundheit gefährdet. Je grösser diese Abweichung ist, desto schwerer die Störung oder Krankheit.

Grundsätzlich können bezüglich Milieu zwei Abweichungen vorkommen: Ein Mangel oder ein Überfluss. Bei einem Mangel fehlen dem Organismus bestimmte Substanzen, bei einem Überfluss sind davon zuviele vorhanden. In beiden Fällen, die durchaus gleichzeitig bestehen können, ist   23 die Beschaffenheit des Milieus verändert und das einwandfreie Funktionieren des Körpers beeinträchtigt.

Ein unterversorgtes Milieu kann den Zellen die benötigten Substanzen nicht zur Verfügung stellen. Ob Vitamine, Mineralsalze, Spurenelemente oder andere Stoffe, es fehlt der Zelle der Stoff, den sie braucht, um ihre Aufgabe zu erfüllen. Je nach Grösse des Mangels wird die Zelltätigkeit eingeschränkt, oder es kommt zum Stillstand.

In einem überversorgten Milieu besteht ein Überfluss an Substanzen, die im Körper gar nicht vorkommen sollten (Giftstoffe, Toxine von Mikroben oder Parasiten usw.), oder, es handelt sich um Substanzen, die sich zwar normalerweise im Körper befinden, jedoch in kleineren Mengen (Harnsäure, Harnstoff, Cholesterin usw.).

Eine Überschwemmung des Milieus mit Toxinen zieht den Organismus schwer in Mitleidenschaft. Die Körpersäfte, die verschiedene Abfallstoffe mit sich führen, verdicken sich und werden zähflüssig. Das Gewebe wird nur unzureichend mit Flüssigkeit umspült, so dass der Stoffaustausch abnimmt. Sauerstoff und Nährstoffe erreichen ihren Bestimmungsort – die Zelle – nur noch bedingt. Der Abtransport der von den Zellen ausgeschiedenen Abfallprodukte gerät ins Stocken, das Zellinnere kann nicht mehr richtig gereinigt werden. Die Zellen «ersticken» in den Toxinen und werden dadurch an ihrer normalen Tätigkeit gehindert.

Zu den Funktionsstörungen kommen jene Schäden hinzu, die die aggressiven Abfallprodukte direkt am Gewebe verursachen, und denen sich die Zellen nicht entziehen können: Die Toxine reizen, entzünden und zerstören das Gewebe.

Ein Mangel oder Überfluss an Substanzen, die die normale Zusammensetzung der Körperflüssigkeit verändern, können verschiedenste Milieus zur Folge haben. Jedes Milieu beeinflusst seinerseits entsprechend seiner Beschaffenheit die Arbeit der Organe. So kann jedes Milieu eine ganze Reihe von Krankheitssymptomen auslösen, die für dieses Milieu typisch sind. Von den zahlreichen möglichen Beschwerden zeigen sich nur die wenigsten bei jedem Kranken.

Die durch ein bestimmtes Milieu ausgelösten Krankheitssymptome können noch so unterschiedlich sein – ihre Ursache ist in jedem Fall das gestörte Milieu!

Ein gestörtes Milieu führt zu organischen Beschwerden. Bei einer Behandlung steht das Milieu im Zentrum. Eine Therapie, die nur die Symptome, nicht aber das Milieu einbezieht, führt meistens zu Rückfällen, zu krankhaften Verlagerungen oder zu einer Verschlechterung des Befindens und nur in den seltensten Fällen zu einer dauerhaften Genesung.

Der enge Zusammenhang zwischen dem Funktionieren unseres Körpers und dem Zustand des Milieus zeigt sich unter anderem darin, dass sich die lokalen Beschwerden oder Krankheitssymptome parallel zum Milieu entwickeln. Je gestörter das Milieu, desto grösser die Beschwerden. Dasselbe gilt auch umgekehrt: Nähert sich das Milieu wieder dem Normalbereich, klingen auch die Beschwerden ab. Die in diesem Zusammenhang auftretenden Krankheiten sind letztlich nur Ausdruck verschiedenster Milieustörungen. Über das Milieu Bescheid zu wissen, ist deshalb wichtig, weil es uns ermöglicht, Beschwerden vorauszusehen und vorbeugend zu handeln. Vor allem aber können wir dank diesem Wissen *die Ursache* einer Krankheit erfassen und gezielt behandeln.

Eine gezielte und wirksame Behandlung fördert die Ausscheidung von Toxinen und behebt Mängel. Das krankmachende Milieu soll so weit wie möglich normalisiert und auf den Stand gebracht werden, der für unsere Gesundheit von entscheidender Bedeutung ist.

Es gibt eine ganze Reihe von Milieustörungen, die unserer Gesundheit abträglich sind; *weit verbreitet und äusserst schädlich ist das saure Milieu.* Hippokrates, der Vater der Medizin, sagte bereits 400 Jahre vor Christus: *«Von allen Zusammensetzungen unserer Körpersäfte wirkt sich die Säure zweifellos am schädlichsten aus.» Die Behandlung einer Krankheit beruht auf der Behandlung des Milieus, das zur Krankheit geführt hat.*

---

* Streng genommen bezeichnet der Begriff «Toxin» nur Abfallprodukte, die der Körper selbst produziert. In der Umgangssprache wird er jedoch sowohl für körpereigene wie für körperfremde Substanzen verwendet.

Das saure Milieu

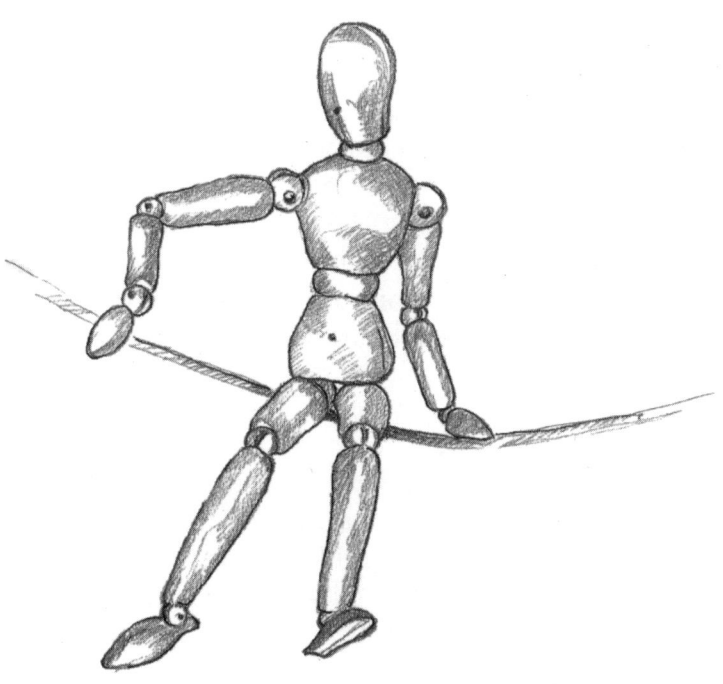

Die Präsenz von Säure im Organismus ist bis zu einem gewissen Grad normal. Der Körper ist in der Lage, beschränkte Mengen zu neutralisieren und auszuscheiden.

Von einer krankhaften Veränderung muss man dann sprechen, wenn die normale Menge überschritten wird. Als Ursache kommen verschiedene Faktoren in Frage.

Die Säurezufuhr durch Lebensmittel und Getränke kann die Aufnahme- und Neutralisationsfähigkeit des Körpers überschreiten. Oder der Organismus produziert aufgrund eigener *Defizite* und wegen eines chronischen Mangels an Vitaminen und Spurenelementen selbst zu viel Säure, weil er nicht in der Lage ist, bestimmte chemische Umwandlungen vollständig durchzuführen. Auch eine unzureichende Ausscheidung der Säure über Nieren und Haut kann der Grund für eine Anhäufung von Säure im Gewebe sein.

Da unser Körper in erster Linie aus Flüssigkeit besteht, gelangt die Säure über das das Blut, die Lymphe und die Zellsäfte in den Organismus. Die nährende Flüssigkeit, die unsere Zellen umspült, wird dadurch ebenfalls sauer. Die Zellen sind dem sauren Milieu schutzlos ausgesetzt.

Die schädliche Wirkung von Säuren

Die aggressive Wirkung von Säure kennen wir alle aus eigener Erfahrung. Beissen wir zum Beispiel in eine Zitronenscheibe, löst dies sofort eine

Abwehrreaktion aus. Beim Kontakt mit dem sauren Saft verziehen sich Mund und Gesicht. Die Mundschleimhaut möchte damit ein weiteres Vordringen der Säure verhindern; gleichzeitig wird mehr Speichel produziert, der die unangenehme Substanz verdünnt.

Diesem irritierenden Reiz, den wir im Kontakt mit Zitronensäure für einige Augenblicke erleben, sind unsere Körperzellen in einem sauren Milieu ständig ausgesetzt.

Säuren können so aggressiv sein, dass die Zähne bei einem übersäuerten Organismus innert weniger Jahre von Karies befallen werden. Im Vergleich: Zähne prähistorischer Menschen haben ganze Jahrtausende unbeschadet überstanden.

Nicht einmal Marmor kann die ätzende Wirkung von Säuren schadlos überstehen. Man braucht nur eine Zitronenscheibe auf einen polierten Stein zu legen. Nach einer gewissen Zeit ist die glatte Fläche rauh und hat unter Umständen eine Vertiefung. Genau wegen dieser ätzenden Wirkung benutzt übrigens die Hausfrau Essig, um den Kalkbelag auf Pfannenböden und Badewannen zu entfernen. Und wehe, sie vergisst den Essig in ihrem Bad und spült die Wanne nicht rechtzeitig aus, dann kann sie sich von der «guten» Wirkung der Säure selbst überzeugen: Der Essig bringt nicht nur den Kalk-, sondern auch den Emailbelag zum Verschwinden. Ähnliches geschieht mit einem Fleischstückchen, welches man in ein Colagetränk (stark säurehaltig) legt.

Was ist eine Säure?

Wie stark eine Säure in unserem Organismus wirkt, hängt einesteils von der Menge der eingenommenen Säure ab und andernteils von der Konzentration der Säure. Es gibt stärkere und schwächere Säuren. Mit Hilfe eines Messsystems kann die Stärke oder der Grad der Säure gemessen werden. Diese Stärke wird bestimmt durch die Fähigkeit oder Bereitschaft einer chemischen Verbindung, Wasserstoffionen (H) abzuspalten. Man spricht deshalb vom pH-Wert einer chemischen Verbindung, der Fähigkeit (p, Abkürzung von lateinisch potentia), Wasserstoffionen (H, Abk. v. lat. Hydrogenii) freizusetzen.

pH = Masseinheit für den Grad der Azidität oder Basizität

Die pH-Werte reichen von 0 bis 14. Die Zahl 7 zeigt ein Gleichgewicht von Säuren und Basen an; man spricht von einem neutralen pH-Wert. *Basen (alkalische Substanzen) verhalten sich genau umgekehrt wie die Säuren.*

Je stärker die Säure, desto kleiner der pH-Wert. Die pH-Werte 7 bis 0 geben einen zunehmenden Säuregrad an. Je stärker die Basizität – oder je schwächer die Säure – desto höher der pH-Wert. Die pH-Werte 7 bis 14 zeigen eine steigende Basizität an.

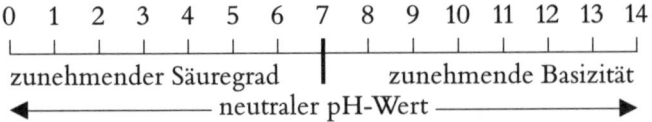

Der pH-Wert aller Substanzen, die wir einnehmen oder die Bestandteil unseres Körpers sind, kann somit gemessen und mit einer Zahl ausgedrückt werden. Die benutzten Zahlen sind das Resultat einer Übereinkunft, eines Messsystems, wobei ein logarithmischer Zusammenhang besteht. Dies kommt beim Übergang von einer Einheit der Skala zur nächsten, z. B. von pH-7 zu pH-6 einer Zunahme der Wasserstoffionen um 10 und nicht wie im arithmetischen System, um plus 1 gleich.

Substanzen mit einem pH-Wert von 7 bis 14 sind basisch. Dies trifft zum Beispiel zu für den Speichel (pH-Wert 7,1), den Bauchspeicheldrüsensaft (pH-Wert zwischen 7,5 und 8,8) und den Darmsaft (pH-Wert 8).

Die sauren Substanzen zeigen einen pH-Wert von 7 bis 0. Der pH-Wert der obersten Hautschichten beträgt 5,2, weshalb keine alkalischen Seifen benutzt werden sollten; jener des Magensaftes beträgt zwischen 1,6 und 3,2 usw.

pH-Wert und Enzymtätigkeit

Die oben erwähnten Beispiele zeigen, dass die pH-Werte im Körper unterschiedlich sind. *Die verschiedenen Lebensvorgänge in unserem Organismus können nämlich nur dann normal ablaufen, wenn ihr Milieu einen bestimmten pH-Wert aufweist: den pH-Wert, der für das jeweilige Enzym erforderlich ist.*

Das ist auch der Grund, warum der pH-Wert für das gute Funktionieren unseres Organismus eine so entscheidende Rolle spielt. *Die Enzyme,* die gleich Arbeitern alle für den Körper notwendigen Funktionen ausführen (innerhalb und ausserhalb der Zellen), *können ihre Arbeit nur in einem Milieu mit einem konstanten pH-Wert ausüben.* Eine Verlangsamung oder gar das Unterlassen ihrer Aktivität führt zu zahlreichen organischen Schäden. Dieses Problem kennt man auch in der Landwirtschaft. Wenn eine Kultur schlecht gedeiht, liegt dies nicht unbedingt daran, dass der Boden zu wenig Nährstoffe enthält – oft sind diese sogar reichlich vorhanden. Vielmehr ist unter Umständen der Boden zu sauer, so dass die Enzymtätigkeit blockiert wird, die eine Aufnahme der Nährstoffe durch die Pflanzen erst ermöglicht. Das Problem lässt sich lösen, indem man dem Boden alkalische Substanzen zuführt und damit den pH-Wert des Bodens verändert.

Der pH-Wert, der unserem Körper die Voraussetzung für ein bestmögliches – das heisst normales – Funktionieren ermöglicht, liegt bei 7,4. Dieser pH-Wert wird im Blut gemessen. Ein gesundes Milieu hat somit einen leicht alkalischen (basischen) pH-Wert.

Wie jedes Gleichgewicht in unserem Körper ist auch das Gleichgewicht zwischen Säuren und Basen labil und muss ständig ausbalanciert werden. Leichte pH-Abweichungen des Milieus sind deshalb mit der Gesundheit durchaus zu vereinbaren, so lange sie nicht einen pH-Wert von 7,45 in Richtung Basizität und von 7,35 in Richtung Azidität (siehe Tabelle unten) überschreiten. Jenseits dieser beiden Werte wird das Milieu pathologisch. Beträgt der pH-Wert eines Milieus zwischen 7,45 und 7,8, spricht man von einem zu alkalischen Milieu oder von Alkalose; beträgt er zwischen 7,35 und 7, spricht man von einem zu sauren Milieu oder von Azidose.

Alkalose und Azidose bezeichnen zwei Typen eines krankhaften Milieus.

Der pH-Wert des Milieus kann den Wert von 7 in Richtung Azidität oder den Wert von 7,8 in Richtung Basiziät nicht übeschreiten. Denn Werte jenseits dieser Grenzen sind mit dem Leben nicht mehr zu vereinbaren: Es kommt zum Tod.

Jene Kraft, die unseren Organismus belebt und all seine Funktionen harmonisiert, ist ständig bemüht, einen pH-Wert von 7,4 aufrechtzuhalten, damit unser Körper gesund bleibt. Der Spielraum ist allerdings klein: er variiert zwischen 7,35 und 7,45!

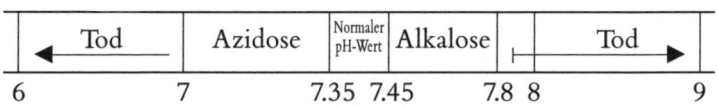

← Tod	Azidose	Normaler pH-Wert	Alkalose	⊢ Tod →
6	7	7.35 7.45	7.8 8	9

Wie schützt sich der Körper vor einem Säureüberschuss?

Vorübergehende Störungen des pH-Gleichgewichts, die unsere Lebenskraft auszugleichen versucht, sind vor allem auf folgende Faktoren zurückzuführen:

– die zu grosse Zufuhr von Säure durch Nahrungsmittel
– die ungenügende Umwandlung und Neutralisierung der Säuren aufgrund eines Mangels an Vitaminen und Spurenelementen
– Müdigkeit
– Überanstrengung
– die ungenügende Sauerstoffversorgung des Gewebes, bedingt durch eine sitzende Lebensweise.

Wird der Körper mit einem plötzlichen Säureüberschuss konfrontiert, beginnen besondere Verteidigungsmechanismen zu spielen. Dieses sogenannte «Puffersystem» erlaubt es dem Körper, den Angriff von grossen Säuremengen abzufangen, ohne aus dem Gleichgewicht zu geraten.

Dieses Verteidigungssystem funktioniert nach einem sehr einfachen Prinzip: Jede Säure wird an eine Base gebunden, deren Eigenschaften genau entgegengesetzt sind. Dabei entsteht ein neutrales Salz. Der aggressive Charakter der Säure verschwindet.

1 Säure + 1 Base = 1 neutrales Salz

Chlor zum Beispiel ist ein für unseren Körper äusserst gefährlicher saurer Mineralstoff. Wird er an den basischen Mineralstoff Natrium gebunden, verliert er seine Gefährlichkeit. Das neutrale Salz Natriumchlorid, das dabei entsteht, ist nichts anderes als Kochsalz und daher sogar nützlich.

Zu den sauren Mineralien gehören unter anderem *Schwefel, Phosphor, Chlor, Fluor, Iod und Silizium.* Die basischen Mineralstoffe, die der Körper zur

Neutralisation der Säuren einsetzt, sind *Kalzium,*

Natrium, Kalium, Magnesium, Kupfer, Eisen, Mangan usw.

Die basischen Mineralstoffe, die bei der Regulierung eines Säureüberschusses eingesetzt werden, sind nicht etwa im Körper an einer bestimmten Stelle eingelagert und nur zu diesem besonderen Zweck vorgesehen, sondern sie sind Bestandteil des Körpergewebes. Ist das Milieu also sauer, werden dem organischen Gewebe ständig basische Mineralstoffe entnommen. Je ausgeprägter die Übersäuerung, desto mehr Basen muss der Körper zur Verfügung stellen. Diese mineralischen Reserven können natürlich nicht beliebig lange angezapft werden, ohne dass der Körper krank wird.

Überschüssige Säuren wirken sich auf unser Körpergewebe aggressiv und ätzend aus.

Durch Übersäuerung verursachte Krankheiten

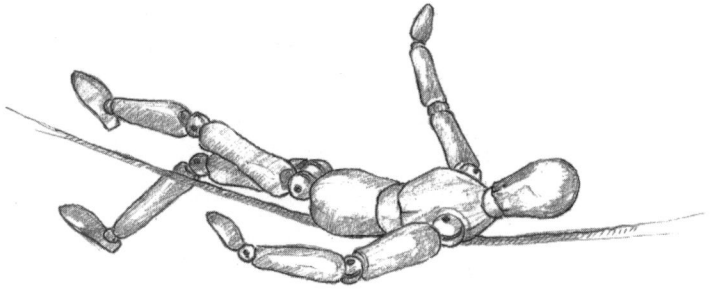

Ein Säureüberschuss im Körper kann den Organismus auf vier Ebenen angreifen. Diese Vorgänge können sehr wohl gleichzeitig stattfinden und zu einer Reihe verschiedenster, für die Übersäuerung typischer Beschwerden führen.

Direkte Schädigung durch Säuren

Aggressive oder zu konzentrierte Säuren irritieren das Gewebe und führen zu schmerzhaften Entzündungen und Verletzungen der Schleimhaut. Davon besonders betroffen sind die Ausscheidungsorgane. Der säurehaltige Schweiss trocknet die Haut aus. In Zonen, wo man besonders stark schwitzt, können sich rote Flecken bilden, die Haut wird überempfindlich und neigt zu Rissen und Schrunden.

Auch bei der Harnausscheidung kommt es zu ähnlichen Beschwerden. Der übersäuerte Urin verursacht beim Harnlassen Schmerzen und führt bei Säuglingen zu Hautausschlägen am Gesäss.

Auch im Körperinnern wirkt sich zuviel Säure schädlich aus. Die angegriffene Darmschleimhaut wird porös; durch die kleinen Verletzungen können Abfallprodukte vermehrt in die Blutbahn gelangen, so dass sich der Organismus allmählich selbst vergiftet.

Die aggressive Wirkung der Säure erfasst jedes Gewebe, auch die Knochenstruktur. Gelenke und Wirbel werden zersetzt. Arthritis, Arthrose und ähnliche Beschwerden sind die Folgen.

Die Demineralisation

Wird der Körper mit Säuren überlastet, entnimmt er dem Gewebe die zu seiner Verteidigung notwendigen basischen Mineralstoffe. Die häufige und intensive Mobilisierung dieser Reserven führt zu einer allgemeinen Demineralisation des Organismus.

Der Mineralienverlust kann sich auf sämtliche Organe auswirken. Sie werden geschwächt und in ihrer Funktion beeinträchtigt werden. Die endokrinen Drüsen verlangsamen ihre Tätigkeit, die Ausscheidungen nehmen ab, Haare fallen aus, die Zähne werden von Karies befallen, der Blutdruck fällt…

Die geschwächten Gelenke verlieren an Widerstandskraft. Es kommt zu Entzündungen, die ein guter Nährboden für rheumatische Leiden aller Art sind. Die Tatsache, dass Rheuma und Arthrose auf Übersäuerung zurückzuführen sind, ist leider noch viel zu wenig bekannt. Wieviele Kranke könnten Linderung oder gar Heilung erfahren, wenn sich der Arzt bei der Behandlung ihrer Gelenkschmerzen nicht mit der Verordnung von entzündungs- und schmerzhemmenden Medikamenten begnügen, sondern sich auch mit der Normalisierung des übersäuerten Milieus befassen würde!

Reduzierte Abwehrkräfte

Die Haut und Schleimhaut, die durch ein Zuviel an Säuren geschwächt, irritiert und angegriffen 39 wird, kann ihre Aufgabe als erste Verteidigungsinstanz gegen Krankheitserreger nicht mehr ausreichend wahrnehmen. Die geschwächte Schleimhaut lässt Mikroben wesentlich leichter in den Organismus eindringen.

Die Träger des Immunsystems werden durch die aggressive Wirkung der Säuren und durch die allgemeine Demineralisation ebenfalls geschwächt und erfüllen ihre Aufgabe unzureichend; die Folge sind wiederholte, hartnäckige Infektionen jener Organe, die von der Übersäuerung am meisten betroffen sind.

Bildung von Ablagerungen

Grosse Mineralstoffmengen aus dem Körpergewebe belasten und verschmutzen die Organe, insbesondere die Ausscheidungsorgane. Mit der Zeit kommt es zu Anhäufungen und Ablagerungen.

Diese können zu Steinen (Gallen-, Harn- oder Speichelsteinen) oder zu einer Verkalkung der Organe führen (blockierte Gelenke, Schwerhörigkeit usw.).

Für eine Übersäuerung typische Beschwerden

Folgende Liste umfasst die häufigsten Beschwerden. Eine umfassende Aufzählung ist im Anhang des Buches zu finden (Anhang A):

- *chronische Antriebsschwäche*
- *rasche Ermüdung und Kältegefühl*
- *schlechte Erholungstendenz*
- *depressive Verstimmungen*
- *entzündetes, empfindliches Zahnfleisch*
- *Empfindlichkeit der Zähne auf Kälte, Wärme und Säure*
- *Karies und Zahnzerfall*
- *Glanzloses Haar, Haarausfall*
- *Brennen beim Harnlassen und Stuhlgang*
- *trockene Haut, Hautrisse und -schrunden, trockene Ekzeme*
- *weiche, brüchige, gespaltene, gefurchte oder fleckige Nägel*
- *Muskelkrämpfe*
- *Gelenkbeschwerden*
- *Ischias*
- *Übermässige Schmerzempfindlichkeit*
- *Infektionsanfälligkeit*

Ist unser Organismus übersäuert, werden unsere Nerven, Organe und Knochen ständig von Säure umspült.

Testen Sie Ihr Milieu!

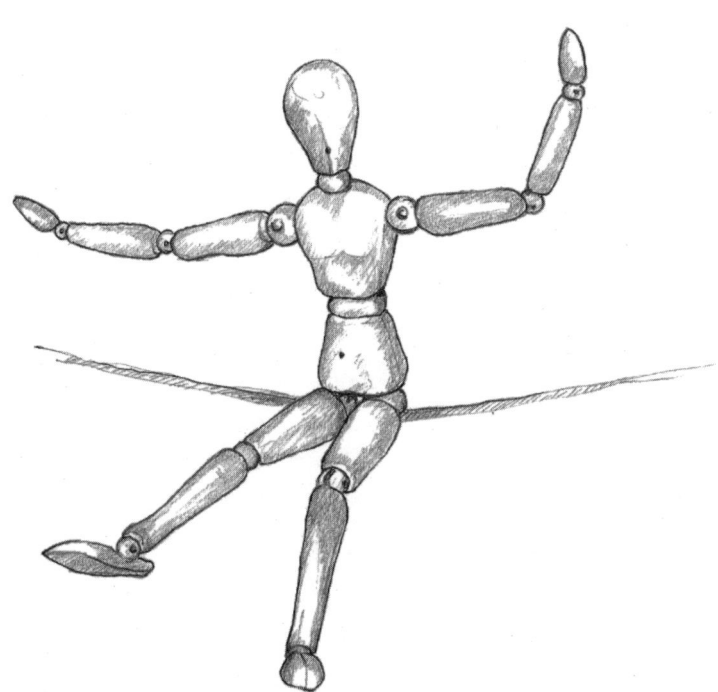

Sie werden sich nun fragen, wie es um Ihr eigenes Milieu bestellt ist.

Dieses Milieu kann jedermann mit einfachen Mitteln selber testen. Abgesehen von hochspezifischen Analysen gibt es eine Reihe von Zeichen oder Hinweisen, die, *wenn sie gehäuft vorkommen,* Rückschlüsse auf ein übersäuertes Milieu zulassen. Diese Hinweise werden nachstehend als Fragen formuliert.

Neige ich zu Krankheiten, die für eine Demineralisation typisch sind?

Die Übersäuerung des Milieus führt automatisch zu einer Demineralisation und zu entsprechenden Beschwerden. Anhand der Liste in Kapitel 4 und Anhang A lässt sich feststellen, ob man eine oder mehrere Krankheiten schon einmal durchgemacht hat. Bei Personen, die auf Säure empfindlich reagieren, sind meistens mehrere dieser Krankheiten aufgetreten.

Litten oder leiden meine Vorfahren unter diesen Krankheiten? Liegt bei den Eltern bezüglich Säure eine Stoffwechselstörung vor, können die Kinder diese *Veranlagung* erben.

Reagiere ich auf Säuren empfindlich?

Ob der Säurestoffwechsel geschwächt ist, zeigt auch unsere Reaktion auf saure Nahrungsmittel.

Reagiert der Körper mit Unwohlsein, plötzlicher Müdigkeit oder anderen Beschwerden, wie sie in Kapitel 4 beschrieben sind, ist der Abbau- und Umwandlungsprozess der Säure gestört. Je grösser der Verzehr saurer Speisen, desto ausgeprägter die Beschwerden.

Wer sich darüber Gewissheit verschaffen will, muss seine Gesundheit jedoch nicht mutwillig aufs Spiel setzen. Sie brauchen sich nur in Erinnerung zu rufen, wie Ihr Körper bisher auf den erhöhten Genuss von sauren Früchten (zum Beispiel Himbeeren oder Tomaten) oder auf eine Zitronensaft- oder Traubenkur reagiert hat. Wenn sich der Allgemeinzustand nicht verändert oder gar verbessert hat, dann kann eine Störung des Säurestoffwechsels ausgeschlossen werden. In diesem Falle sind saure Nahrungsmittel nach wie vor erlaubt. Ist das Gegenteil der Fall, dann sollte man sich mit der Säureproblematik auseinandersetzen.

Die unmittelbaren Folgen einer Kur sind allerdings nicht immer einfach zu interpretieren. Jede strenge Diät führt zu einer vermehrten Ausscheidung von Giftstoffen, die recht drastische Formen annehmen kann. Solche «Entgiftungskrisen» können eigentliche Krankheitssymptome wie Ekzeme, Bronchitis usw. auslösen. Unserem Organismus kommen diese auch als Heilungskrisen bezeichneten Phasen insofern zugute, als sie ihn von belastenden Abfallstoffen befreien.

Im Rahmen einer Zitronensaft- oder einer reinen Fruchtkur gehören diese Symptome zum Hei- 45 lungsprozess. Bei Patienten, die an einer Störung des Säurestoffwechsels leiden, führt eine solche Diät jedoch innert verhältnismässig kurzer Zeit zur Übersäuerung des Milieus und damit zu einer Demineralisation mit entsprechenden Beschwerden. Werden diese Symptome fälschlicherweise als Heilungskrise interpretiert und der Patient setzt seine Diät im guten Glauben fort, dann gefährdet er damit seine Gesundheit. Zu dieser Fehleinschätzung kommt es besonders häufig bei fruchtreichen Diäten, die aufgrund persönlicher Vorlieben und/oder ohne fachliche Rücksprache zusammengestellt werden.

Ob den Beschwerden eine Demineralisation oder aber eine Entgiftung zugrunde liegt, lässt sich aufgrund der Dauer der Beschwerden feststellen. Heilungskrisen dauern nur kurze Zeit und verschwinden während der Kur rasch wieder. Übersäuerungssymptome halten längere Zeit an und verschärfen sich im Verlaufe der Kur.

Ist meine Ernährung reich an sauren und säurebildenden Speisen?

Wie hoch unsere Säurezufuhr ist, können wir anhand der Listen in Anhang B, C und D sowie aufgrund von Kapitel 7 bestimmen. Besteht unsere Ernährung im allgemeinen eher aus basischen oder aus sauren und säurebildenden Lebensmitteln?

Ist der pH-Wert des Urins normal?

Der übersäuerte Organismus scheidet überschüssige Säure mit dem Urin aus. Der Urin wird somit sauer.

Normalerweise liegt der pH-Wert des Urins ab dem zweiten Morgenurin bei 7 bis 7,5. Der erste Morgenurin ist gewöhnlich saurer, weil sich darin die während der Nacht abgesonderten, meist sauren Abfallprodukte angesammelt haben. Sie erinnern sich: Je stärker die Säure, desto niedriger der pH-Wert.

Der pH-Wert des Urins wird bestimmt, indem man Lackmuspapier (Indikatorstäbchen), das in jeder Apotheke/Drogerie erhältlich ist, mit einem Tropfen Urin befeuchtet. Die Farbe des Papiers verändert sich entsprechend dem Säuregrad, der nun anhand einer Farbskala festgestellt werden kann.

Eine einzige Kontrolle reicht jedoch nicht aus, um den Säuregehalt des Urins zuverlässig zu beurteilen. Der pH-Wert des Urins wird von verschiedenen Faktoren wie Ernährung, Müdigkeit, körperliche Anstrengung, Stress usw. beeinflusst. Wer ein realistisches Bild über den pH-Wert des Urins bekommen will, muss ihn regelmässig (morgens, mittags und abends) kontrollieren. Diese Kontrollen sind für die Beurteilung des Milieus absolut notwendig. Sie können den pH-Wert des Urins, den Sie dreimal täglich messen, in die Tabelle von Anhang H eintragen.

47

Mit demselben Test erhält man auch den pH-Wert des Speichels, der normalerweise 7,1 beträgt.

Sind die Muskeln druckempfindlich?

Wird das Milieu sauer, steigt der Säuregehalt im Körpergewebe, unter anderem auch in den Muskeln: Sie werden druckempfindlich. Normalerweise lässt sich ein Muskel betasten und mit dem Finger bis auf den Knochen durchdrücken, ohne dass dies weh tut. Man kann den Säuregrad des Organismus also auch abschätzen, indem man auf die Körpermuskeln einen kräftigen Druck ausübt, bis man den Knochen spürt. Dieser Test wird gewöhnlich an den Trapez-, den Treppen-, den Schenkel- und den Lendenmuskeln durchgeführt, deren Lokalisation aus den folgenden Zeichnungen ersichtlich ist:

a) Quadriceps femoris (vierköpfiger Oberschenkelmuskel), bestehend aus dem
   – vastus intermedius
   – vastus lateralis
   – vastus medialis
   – rectus femoris (gerader Schenkelmuskel)

b) Trapezius (Trapez- oder Treppenmuskel)

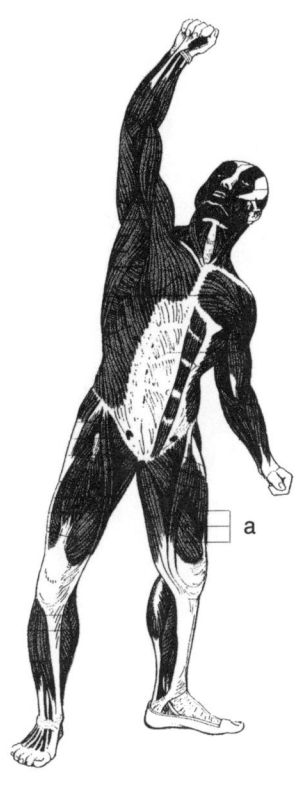

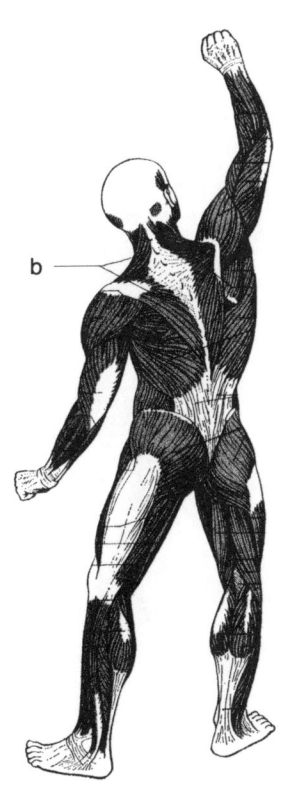

(Legenden siehe linke Seite)

b) Trapezius
c) Psoas (Lendenmuskel) und Quadriceps femoris
   (vierköpfiger Oberschenkelmuskel)
d) Scaleni (Treppenmuskeln)

(Auszug aus «Le corps humain» von A. Faller
Editions Universitaires, Fribourg, 1970)

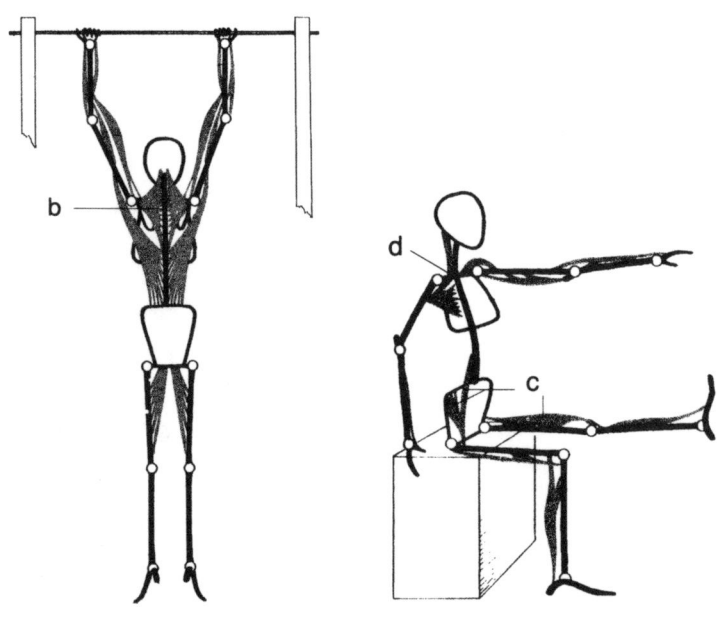

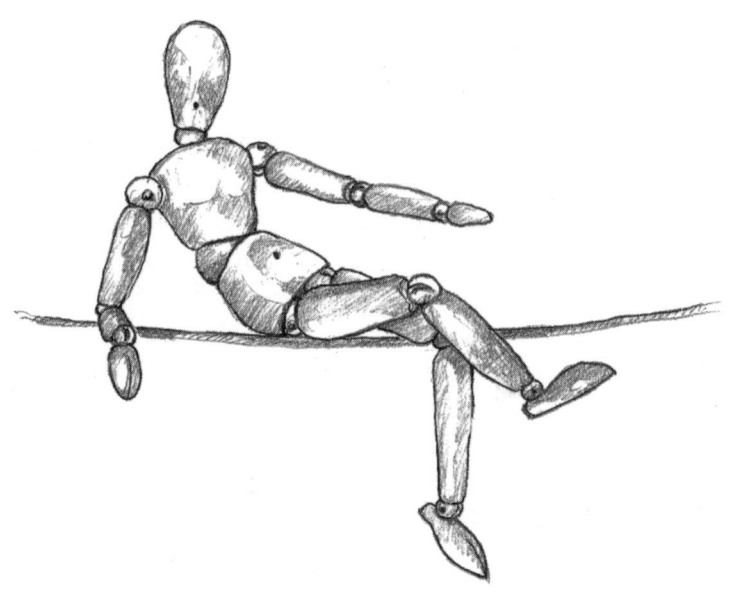

Faktoren der Übersäuerung

Dass dem Körper durch die Ernährung Säure zugeführt wird und er selbst aufgrund seiner Anlage Säure produziert, ist nicht zu vermeiden. Der Organismus des Menschen hat natürlicherweise mit Säure zu tun. Der eine ist jedoch für diesen Kontakt besser gerüstet als der andere.

Wer zur ersten Kategorie gehört und über ein einwandfreies Puffersystem verfügt, besitzt beträchtliche Vorräte an Mineralstoffen und kann Säureüberschüsse problemlos abbauen. Diese Menschen sind gegen Übersäuerung weitgehend gefeit. Zu einem Säureüberschuss muss es schon sehr häufig und über längere Zeit kommen, damit sich das Körpermilieu verändert und Beschwerden auftreten.

Zur zweiten Kategorie gehören jene Menschen, deren Stoffwechsel in bezug auf Säure unzureichend funktioniert. Ihr Organismus ist durch das Vorhandensein von Säure bald einmal überfordert. Er kann sie schlecht neutralisieren, und seine Mineralstoffvorräte sind rasch einmal erschöpft. Seine *Abbaukapazität* ist klein, so dass die Säure nicht umgewandelt wird, sondern als Säure im Körper verbleibt.

Diese Schwäche führt dazu, dass diese Menschen scheinbar oft «grundlos» an Übersäuerung leiden und ihr Organismus «aus allem und jedem Säure produziert», wie sie sich gelegentlich selber ausdrücken. Gewöhnlicher Alltagsärger oder eine anstrengende Phase genügen, um den Stoffwechsel zu reduzieren und so den Säuregehalt im Körpergewebe ansteigen zu lassen.

Die auf den folgenden Seiten aufgeführten Faktoren tragen einzeln oder kombiniert zu einer Übersäuerung des Milieus und zur Demineralisation und entsprechenden Beschwerden bei.

Jeder, der zuviel Säure zu sich nimmt und seinen Organismus mit zu wenig Sauerstoff, Vitaminen und Spurenelementen versorgt, riskiert eine Übersäuerung. Doch während die Übersäuerung des Milieus bei Personen mit einem gesunden, robusten Stoffwechsel höchstens vorübergehend zu leichten Unpässlichkeiten führt, ruft sie bei Personen mit einem gestörten Säurestoffwechsel sofort Beschwerden hervor.

Wer zu Übersäuerung neigt, kann dann – und nur dann – ein absolut normales und gesundes Leben führen, wenn er die Säurezufuhr auf die Kapazitäten seines Organismus abstimmt.

Für diese Menschen ist es wichtig, die Faktoren der Übersäuerung genau zu kennen: denn diese Faktoren sind die eigentliche Ursache für die Entstehung eines sauren Milieus. Und hier muss der Patient auch ansetzen, wenn er eine Veränderung des Milieus erreichen will.

Die überhöhte Säurezufuhr

Der saure Charakter sogenannter saurer Nahrungsmittel ist vom Geschmack her leicht feststellbar. Jedermann kennt die Säure der Zitrone, der Rhabarber oder vom Essig. Diese Nahrungsmittel sind von saurem Geschmack, weil sie zahlreiche Säuren enthalten. Essen wir sie, bleiben sie jedoch 53 im Organismus nicht unbedingt sauer. Bei den meisten Menschen werden diese Produkte in basische Substanzen umgewandelt. Bei Personen mit einem gestörten Säurestoffwechsel hingegen bleiben sie ganz oder zum Teil sauer.

Daneben gibt es auch die sogenannten *säurebildenden* Speisen. Rein vom Geschmack her ist ihr saurer Charakter nicht feststellbar; *sie scheinen sogar völlig neutral oder gar basisch zu sein.* Dennoch sind diese Nahrungsmittel säurebildend, da sie beim Umwandlungsprozess im Körper entweder im Verdauungstrakt oder in den Zellen erhebliche Mengen an Säuren freisetzen.

Weisser Zucker etwa ist seinem Geschmack nach kein saures Nahrungsmittel. Wir verwenden ihn sogar, um die Säure zum Beispiel vom Rhabarber oder von Beeren zu mildern. Bei der Umwandlung von raffiniertem Zucker in Energie entstehen jedoch Säuren.

Alkalische oder basische Speisen hingegen enthalten wenig oder gar keine Säure, und sie produzieren auch im Körper keine sauren Substanzen. Kartoffeln und grünes Gemüse zum Beispiel sind äusserst reich an Basen.

Unsere Nahrung setzt sich aus sauren, säurebildenden und basischen Speisen zusammen. *Ihr Anteil bestimmt die Säuremenge, die unser Organismus zu verarbeiten hat. Sie sind auch für das Risiko einer Übersäuerung verantwortlich.*

Wird die Menge der sauren und säurebildenden Speisen durch den entsprechenden Verzehr von basischen Speisen ausgeglichen, neutralisieren die Basen die Säuren, ohne dass das Puffersystem in Aktion treten muss. Dominieren jedoch saure und säurebildende Speisen, gelangen grosse Mengen Säure in die Blutbahn. Da die für ihre Neutralisierung benötigten Nahrungsbasen fehlen, werden die erforderlichen alkalischen Mineralstoffe über das Puffersystem dem Körper entnommen.

Es ist wichtig, die sauren, säurebildenden und basischen Nahrungsmittel zu kennen, um das Risiko der Übersäuerung abschätzen und das Milieu korrigieren zu können. Im folgenden Kapitel gehen wir näher auf diese Frage ein.

Zu einer Übersäuerung des Körpers kommt es dann, wenn unsere Nahrung mehr aus sauren und säurebildenden als aus basischen Speisen besteht.

Der Mangel an Vitaminen und Spurenelementen

Damit chemische Substanzen für unseren Organismus verfügbar gemacht werden können, müssen sie in unserem Körper einen Umwandlungsprozess durchlaufen, der die ursprüngliche Substanz in aufeinanderfolgenden Stufen verändert. Bei jeder Stufe dieser Reaktionskette kommen verschiedene Enzyme zum Einsatz. Es ist daher von entscheidender Bedeutung, dass jedes dieser Enzyme seine Aufgabe erfüllen kann. Dies ist nur gewährleistet, wenn die Enzyme durch «Enzymaktivatoren» stimuliert werden. Diese Aktivatoren sind nichts anderes als Vitamine und Spurenele- 55 mente (Mangan, Kobalt usw.). Jede Stufe dieses Prozesses ist vom korrekten Ablauf der vorhergehenden Stufe abhängig. Das Fehlen eines einzigen Aktivators kann die Tätigkeit aller folgenden Enzyme in der Kette bremsen oder gar blockieren.

Da die Zwischensubstanzen, die bei dieser Umwandlung gebildet werden, meistens Säuren sind, trägt auch ein Mangel an Vitaminen und Spurenelementen oft wesentlich zur Übersäuerung des Milieus bei.

Betrachten wir diesen Zusammenhang am Beispiel der Glukose (Traubenzucker). Die Glukose erfährt, bevor sie vom Körper genutzt werden kann, einen Umwandlungsprozess in zwei verschiedenen Phasen. Die erste Phase verläuft ohne Sauerstoff (anaerobe Phase), die zweite mit Sauerstoff (aerobe Phase).

In der anaeroben Phase (siehe Tabelle) wird die Glukose durch Enzyme aufgespalten und stufenweise in verschiedene Säuren umgewandelt. Diese werden auch als intermediäre toxische Metaboliten (ITM) bezeichnet, sind also giftige, saure Substanzen.

Erst in der aeroben Phase werden diese sauren Substanzen weiter abgebaut. Mit Hilfe von Sauerstoff und unter Einwirkung von weiteren Enzymen entsteht Energie für den Körper. Die einzigen Abfallprodukte dieses Prozesses sind Kohlensäure (CO_2) und Wasser (H_2O), die den Organismus über die Atemwege respektive über Urin und Schweiss wieder verlassen: zwei unschädliche Substanzen also, die leicht auszuscheiden sind.

a) anaerobe Phase

Glukose   Enzyme   Zitronensäure
$\xrightarrow{\hspace{2cm}}$ Alpha-Ketoglutarsäure
Brenztraubensäure
Bernsteinsäure
Fumarsäure
Oxalessigsäure
Milchsäure

Diese Säuren bezeichnen wir als intermediäre toxische Metaboliten (ITM).

b) aerobe Phase

$$\text{ITM} + \text{Sauerstoff} \xrightarrow{\text{Enzyme}} H_2O + CO_2 + \text{Energie}$$

Normalerweise, das heisst wenn genügend Sauerstoff und Enzyme (und ihre Aktivatoren, nämlich Vitamine und Spurenelemente) vorhanden sind, werden die ITM-Säuren vollständig umgewandelt, so dass nach Abschluss der Reaktion kein Säurerest übrigbleibt.

Ist dies nicht der Fall, das heisst bei einer unzureichenden Sauerstoffversorgung des Gewebes und einem Mangel an Enzymen und Enzymaktivatoren, wird der Umwandlungsprozess nicht zu Ende geführt und die Produktion von Energie + $H_2O + CO_2$ bleibt aus. Es kommt nicht zur Oxydation der ITM. Die nicht neutralisierten Säuren bleiben als Säuren bestehen und verteilen sich im Organismus.

Die Funktion der Enzyme (und somit auch ihrer Aktivatoren) bei der Umwandlung von Glukose in

Energie ist der Grund, warum raffinierter Zucker mehr Säure bildet als alle anderen Zuckersorten. Bei der Raffinierung werden dem Zucker sämtliche Vitamine und Spurenelemente entzogen, so dass uns beim Verzehr von raffiniertem Zucker die zu seiner Umwandlung notwendigen wertvollen Enzymaktivatoren fehlen. Natürlich stellt sich dieses Problem erst dann, wenn wir regelmässig eine grosse Menge an raffiniertem Zucker zu uns nehmen. Leider ist dies heute oft der Fall, weshalb immer mehr Leute unter den für eine Übersäuerung typischen Beschwerden leiden.

Fettkörper können einen ähnlichen Übersäuerungsprozess auslösen. Bei ihrer Umsetzung werden toxische und saure Substanzen gebildet: Azeton, Säuren, Azetessigsäure und Beta-Hydroxi-Buttersäure. Diese Ketonkörper werden in einer nächsten Phase weiter umgewandelt, bis sie schliesslich ganz verschwinden ... sofern der ganze Umwandlungsprozess abläuft. Ist dies nicht der Fall, kann es zu einer gefährlichen Säureansammlung im Blut kommen (Ketoazidose).

Trotz verbreiteter Überernährung sind Mangelerscheinungen durchaus keine Seltenheit, vor allem von Substanzen, die in den Nahrungsmitteln nur in kleinsten Mengen enthalten sind. Dies trifft auch auf die Vitamine und Spurenelemente zu. Zu einem Mangel kommt es gewöhnlich nicht deshalb, weil von den fraglichen Nahrungsmitteln zu kleine Mengen eingenommen werden, sondern, weil durch die Raffinierung und Haltbarmachung des Nahrungsmittels Vitamine und Spurenelemente entzogen oder zerstört werden.

Der Säureüberschuss ist oft das Resultat unvollständiger biochemischer Umwandlungen, die auf einen Mangel an Vitaminen und Spurenelementen zurückzuführen sind.

Der Sauerstoffmangel

Wie bereits erwähnt, ist der chemische Umwandlungsprozess auf Sauerstoff angewiesen.

Wir alle atmen pausenlos, und so scheint es unwahrscheinlich, dass es überhaupt zu einem Sauerstoffmangel kommen kann. Die eingeatmete Luftmenge – und damit auch die dem Körper zur Verfügung stehende Sauerstoffmenge – ist jedoch von Mensch zu Mensch sehr unterschiedlich. So gibt es Menschen mit einer normalen und solche mit einer eingeschränkten Atemkapazität, die sich nicht ändern lässt. Zudem gibt es verschiedene Möglichkeiten, die Atemkapazität zu nutzen. Haben wir in unsrem Alltag genügend körperliche Aktivitäten, die für eine regelmässige und tiefe Belüftung unserer Lungen sorgen? Oder ist dieser Luftaustausch auf ein Minimum beschränkt, wie dies bei einer sitzenden Tätigkeit oft der Fall ist? Der für die biochemischen Umwandlungen benötigte Sauerstoff muss zudem in der Tiefe des Gewebes auf Zellebene – und nicht nur in den Lungen – vorhanden sein. Der Weg von den Lungen zu den Zellen ist lang und möglicherweise voller Hindernisse. Er besteht aus den Körpersäften, die gleichzeitig als Transportmittel dienen.

Wieviel Sauerstoff die Zellen tatsächlich erreicht, hängt ab von der Qualität des Transportmittels (zum Beispiel von einem entsprechenden Eisenanteil), von der Abfallmenge und der Umlaufgeschwindigkeit. Je nach Beschaffenheit des Milieus lässt sich das organische Gewebe mit einem Sumpfgebiet vergleichen, in dem das Wasser nur träge zirkuliert, so dass, bezogen auf unseren Körper, der Sauerstoff die Körperzellen kaum oder gar nicht erreicht.

Wie sich eine gute Sauerstoffversorgung der Zellen auf den pH-Wert unseres Milieus auswirkt, zeigt die folgende Erfahrung. Nach einem anstrengenden Arbeitstag drückt sich die Übersäuerung des Milieus durch eine Übersäuerung des Urins aus. So kann der pH-Wert des Urins, der normalerweise 7 beträgt, auf 5 sinken, also sehr sauer werden. Wir brauchen jedoch nur einen ausgedehnten Spaziergang an der frischen Luft zu machen, um wieder einen normalen ph-Wert zu bekommen, und zwar, ohne dass wir etwas Alkalisches zu uns nehmen. Der auf dem Spaziergang «getankte» Sauerstoff reicht aus, um die zahlreichen im Umlauf befindlichen Säuren zu oxidieren und den pH-Wert des Urins zu normalisieren.

Hat der Körper mit massiven Übersäuerungsproblemen zu kämpfen, sorgt er automatisch für eine erhöhere Sauerstoffversorgung. Bei schwer Kranken, die an einer Azidose leiden, steigern sich Atemrhythmus und -tiefe in Richtung einer Hyperventilation.

Der Sauerstoffmangel reduziert die Verbrennung der
Säure drastisch.

Körperliche Überanstrengung

Die körperliche Betätigung gehört zu einem normalen Leben. Die bei der Muskelaktivität entstehenden Abfallprodukte (Milchsäure, Brenztraubensäure, Kohlensäure) sind deshalb für den Körper keineswegs schädlich. Die Kohlensäure wird beim Ausatmen über die Luftwege ausgeschieden. Milchsäure, Brenztraubensäure usw. werden problemlos oxidiert und in Energie umgewandelt, so dass der saure Charakter vollständig verschwindet.

Wird der Körper jedoch durch eine besonders intensive Tätigkeit strapaziert, sammeln sich die Abfallprodukte in den Muskeln, weil die Zirkulation durch die Müdigkeit verlangsamt ist. Das Gewebe erhält zu wenig Sauerstoff, so dass die Milchsäure nur unvollständig umgewandelt wird. Es entstehen Muskelschmerzen, die wir als «Muskelkater» kennen. Der pH-Wert des Muskelgewebes kann sich somit verändern, je nachdem, ob dieser Muskel erholt oder erschöpft ist. Man braucht übrigens nur «Müdigkeitstoxine», Säuren also, in einen ausgeruhten Muskel zu spritzen, damit er sich müde anfühlt.

Körperliche Überanstrengung trägt also auch zur Übersäuerung des Milieus bei. Allerdings ist dies bei unserer mehrheitlich sitzenden Lebensweise selten ein Problem. Schlafmangel, Stress und andauernde Überforderung jedoch, die das moderne Leben oft genug dominieren, haben die gleiche Auswirkung. Die Ansammlung von Säuren im Muskelgewebe führt zu Müdigkeit. Dies ist 61 auch der Grund, weshalb an Übersäuerung leidende Menschen oft müde sind und sich nur schlecht erholen. Allein die Präsenz von Säure in ihrem Organismus macht sie müde, ohne dass sie sich körperlich anstrengen. Wird der Körper zusätzlich strapaziert (körperliche Betätigung), so dass es zur Ansammlung von sauren Toxinen im Gewebe kommt, reagiert er mit Fieber, um die Säuren besser verbrennen und die bedrohliche Situation entschärfen zu können. Wir können diese Form von Fieber bei Kindern nach einem allzu anstrengenden Tag und bei Soldaten nach einem übermässig langen Marsch beobachten.

Überanstrengung, Stress und Schlafmangel steigern den Säuregehalt des Körpers.

Ungenügende Ausscheidung über Nieren und Haut

Die Säuren, die wir durch die Nahrung zu uns nehmen (exogene Säuren), und die unser Körper aufgrund seiner natürlichen Funktionen selbst produziert (endogene Säuren), verlassen unseren Körper über die Nieren und die Haut. Die Säurekonzentration unseres Milieus hängt somit auch wesentlich davon ab, ob die beiden Organe ihre Funktion der Filtrierung und Ausscheidung einwandfrei erfüllen.

Die Nieren sollten in 5 bis 6 Malen total rund 1,5 Liter Urin pro Tag ausscheiden. Darüber hinaus spielt auch die Zusammensetzung des Urins eine Rolle. Er kann unterschiedliche Mengen

Abfallstoffe, unter anderem Säuren, enthalten. Allerdings bringt nur eine Urinanalyse die Gewissheit, ob die Nieren ausreichend Abfallprodukte filtrieren und ausscheiden, doch lassen auch Farbe und Geruch des Urins Rückschlüsse auf die Nierentätigkeit zu. Der Urin sollte zitronengelb sein; diese Färbung deutet auf eine gewisse Abfallmenge hin. Farbloser Urin hingegen, der durchsichtig wie Wasser ist, enthält eine zu geringe Menge an Toxinen. Dies trifft natürlich nur dann zu, wenn der Betreffende nicht übermässig viel trinkt; der Urin ist auch bei einer Flüssigkeitszufuhr von 2-3 Litern pro Tag farblos. Der Urin hat einen typischen Geruch, der bei geringen Abfallmengen abnimmt oder verschwindet.

Bei der Haut wird die Ausscheidung von Säuren durch die Schweissdrüsen geregelt. Pro Tag verlassen rund 800 ml Flüssigkeit unseren Körper in Form von Schweiss. Da dieser sehr rasch verdunstet, fällt uns diese Ausscheidung erst dann auf, wenn die Schweissdrüsen bei hohen Temperaturen oder körperlicher Anstrengung in ihrer Tätigkeit angekurbelt werden und grössere Flüssigkeitsmengen absondern.

Es gehört also zu den Aufgaben der Ausscheidungsorgane, täglich eine bestimmte Menge an Abfallprodukten auszuscheiden. Diese Menge kann wenn nötig erhöht werden – mit dem Nachteil allerdings, dass sich eine hohe Säurekonzentration auf die Ausscheidungsorgane irritierend auswirkt. Der Körper nimmt diesen Nachteil jedoch in Kauf, um sich selbst vor einer Vergiftung zu schützen.

Eine ungenügende Ausscheidung durch Nieren und Haut führt zu einer Ansammlung von Toxinen im Körper. Je grösser und andauernder das Versagen der Ausscheidungsorgane, desto höher der Säureüberschuss.

Bei jeder neuen Welle unbewältigter Abfallprodukte wird die vorangegangene im Gewebe eingelagert. Es kann in einem solchen Falle Jahre dauern, bis die Säuren wieder freigesetzt und über die Ausscheidungsorgane abtransportiert werden können.

Eine ungenügende Ausscheidung der Abfallprodukte führt zu einer Säureansammlung im Körper.

Mangelnde Funktion der Verdauungsdrüsen

Jedes der zahlreichen Enzyme, die von den Verdauungsdrüsen freigesetzt werden, kann nur innerhalb eines bestimmten pH-Bereiches aktiv werden. Im Magen vollzieht sich der Verdauungsprozess in einem stark sauren, im Mund oder im Darmtrakt hingegen in einem eher basischen Milieu.

Wenn der Speisebrei den Magen verlässt, weist er einen pH-Wert von rund 1,5 auf. Dieser ausgesprochen hohe Säuregrad, der für die Verdauung von Eiweiss im Magen notwendig ist, ist für den Verdauungsvorgang im Darm völlig ungeeignet. Die Säure wird deshalb neutralisiert und der 64 pH-Wert in den basischen Bereich geführt.

Dieses «Basisch-machen» des Speisebreis wird durch die Sekrete von Galle und Bauchspeicheldrüse erreicht. Die Galle weist einen pH-Wert von bis zu 8,5 auf, die Bauchspeicheldrüse einen pH-Wert von 7,5 bis 8,8. Sind Leber und Bauchspeicheldrüse in ihrer Funktion eingeschränkt, so dass sie qualitativ und quantitativ minderwertiges Sekret produzieren, kann der Speisebrei nur unzureichend basisch gemacht werden. Die durch die Nahrung zugeführten und durch den Magensaft produzierten Säuren werden daher schlecht neutralisiert. Als Folge dieser abnormalen Versäuerung des Verdauungstraktes gelangen wesentlich mehr saure Substanzen ins Körpergewebe als dies für unseren Organismus gut ist.

Eine Funktionsstörung der Verdauungsdrüsen begünstigt die Versäuerung des Milieus aus einem weiteren Grund. Die beim Verdauungsprozess nicht vollständig umgewandelten Speisen beginnen im Darmtrakt zu gären (Kohlenhydrate) und zu verwesen (Eiweisse). Dabei entstehen giftige und saure Substanzen (Skatol, Indol, Phenol, Ptomain usw.), die gleichzeitig mit den Nährstoffen produziert und absorbiert werden – dies umso mehr, als die Darmschleimhaut durch die Toxine porös geworden ist.

Wer gesund werden will, muss die Ursachen seiner Krankheit bekämpfen: die Faktoren der Übersäuerung.

Saure, säurebildende und basische Speisen

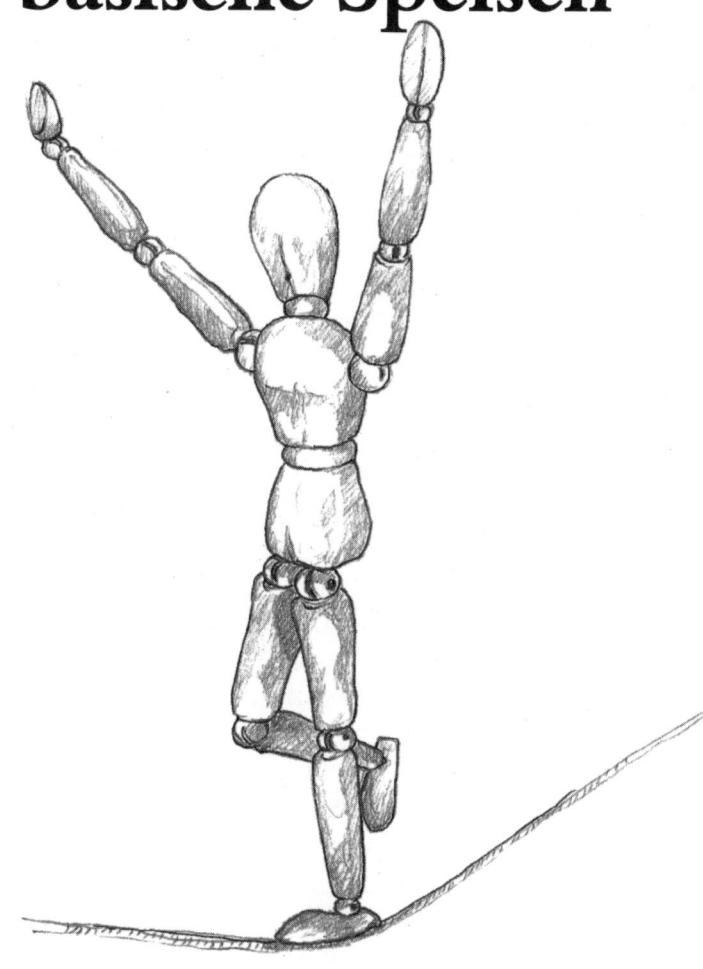

Wer an Beschwerden der Übersäuerung und Demineralisation leidet, darf sich nicht damit begnügen, den Zusammenhang zwischen Ernährung und Gesundheit erkannt zu haben. Er muss auch unterscheiden können zwischen Speisen, die zum Säuregehalt und solchen, die zum Basengehalt des Milieus beitragen.

Leider beziehen sich die Nahrungsmittellisten, die bisher zu diesem Thema erschienen sind, auf die Wirkung der Speisen auf Personen mit einem intakten Stoffwechsel; sie sind deshalb für Menschen mit einer diesbezüglichen Störung oder Schwäche *völlig unbrauchbar.*

Ob ein Nahrungsmittel in unserem Organismus Säuren oder Basen bildet, lässt sich im Prinzip am pH-Wert des Urins ablesen. Denn wie wir nun wissen, wird ein Säure- oder Basenüberschuss durch den Urin ausgeschieden. Ist die eingenommene Mahlzeit reich an Säuren, wird durch ihre Ausscheidung der Urin sauer; ist sie hingegen reich an Basen, wird der Urin basisch.

Man sollte daher meinen, dass die Lebensmittel direkt aufgrund ihrer Wirkung auf den pH-Wert des Urins in säure- und basenbildende Produkte eingeteilt werden können. Leider ist dies nicht der Fall. Bei manchen Menschen treten nach dem Verzehr von sauren Speisen gleichzeitig basische pH-Werte im Urin und Symptome der Übersäuerung auf – das genaue Gegenteil des theoretischen Normalfalls, nach dem ein basischer Urin auf einen basischen Organismus und ein saurer auf einen übersäuerten Organismus schliessen lässt.

Dieser Widerspruch ist darauf zurückzuführen, dass ein gestörter Säurestoffwechsel diese Säuren anders metabolisiert als ein gesunder.

Nimmt eine Person mit einem intakten Säurestoffwechsel ein stark säurehaltiges Nahrungsmittel wie eine Frucht oder Zitronensaft zu sich, werden die Säuren oxidiert und die basischen Mineralstoffe der Frucht freigesetzt. Die Frucht oder der Zitronensaft wirken sich in diesem Fall *positiv* aus und führen zur *Bildung von Basen.*

Bei Personen mit einem gestörten Säurestoffwechsel hingegen werden die Säuren derselben Früchte weder oxidiert noch umgewandelt: Sie bleiben als Säuren im Organismus bestehen. *Die im Urin auftretenden Basen stammen somit nicht von den Früchten, sondern wurden zur Aufrechterhaltung des normalen pH-Wertes dem eigenen Körpergewebe entnommen.* Auch dieser Vorgang führt zu einem basischen Urin, doch bewirken die Früchte hier auf Kosten des Organismus eine Verarmung an Mineralstoffen.

Ob ein Nahrungsmittel in einem bestimmten Organismus säure- oder basenbildend wirkt, ist vom Stoffwechsel der betreffenden Person abhängig. Nahrungsmittellisten, bei deren Zusammenstellung der pH-Wert des Urins den Ausschlag gab, entsprechen daher der Wirklichkeit nur bedingt und gelten nur für Menschen mit einem einwandfrei funktionierenden Säurestoffwechsel. Gerade sie haben jedoch diese Listen nicht nötig, da sie nicht unter den entsprechenden Beschwerden leiden.

Unser Interesse gilt nun in erster Linie einer *Zusammenstellung, die auf Menschen mit einem gestörten Säurestoffwechsel abgestimmt ist.* Sie sind auf diese Informationen angewiesen, um ihre Gesundheit positiv beeinflussen zu können.

Die auf den folgenden Seiten als «säurebildend» oder «basenbildend» bezeichneten Speisen zeigen diese Wirkung in jedem Organismus. Die als «sauer» eingestuften Lebensmittel hingegen führen nur in einem Organismus mit einem gestörten Säurestoffwechsel zu einer vermehrten Säureproduktion, obschon die Lebensmittel selbst zahlreiche Säuren enthalten. Bei allen anderen Personen ist ihre Wirkung genau umgekehrt: Sie führen dem Körper Basen und Mineralstoffe zu.

Säurebildende Speisen

Säurebildende Speisen enthalten ursprünglich keine Säure, produzieren jedoch im Verlauf des Verdauungsprozesses und bei ihrer Aufnahme und Weiterverwendung durch die Zellen saure Substanzen. *Diese Säureproduktion ist also ein natürlicher, unvermeidlicher Vorgang, der sowohl bei säureempfindlichen wie bei diesbezüglich unempfindlichen Menschen stattfindet.* Wir bezeichnen diese Nahrungsmittel als säurebildende Speisen. Dazu gehört zum Beispiel das Fleisch. Die Verdauung und Umsetzung von Eiweiss (Proteinen) führt zwangsläufig zur Produktion von Säuren, von denen die Harnsäure am besten bekannt sein dürfte.

Bei den meisten «säurebildenden Speisen» handelt es sich um Grundnahrungsmittel. Wir können sie deshalb nicht einfach beiseitelassen mit der Begründung, dass sie unser Milieu übersäuern. Die Lösung besteht darin, ihren Konsum einzuschränken. Denn wenn auch bei einer beschränkten Einnahme dieser Lebensmittel eine leichte Säurezufuhr normal und unvermeidlich ist, so kann diese Zufuhr doch bei einem erhöhten Konsum beachtliche Ausmasse annehmen. Bedrohlich wird dieses Ausmass dann, wenn solche Speisen im Übermass verzehrt werden. Wann dieses Übermass erreicht ist, hängt vom Stoffwechsel ab und bedeutet für jeden einzelnen etwas anderes.

Zusammenstellung säurebildender Speisen

- Fleisch, Geflügel, Wurstwaren, Fleischextrakt, Fisch
- Eier
- Käse (rezente Sorten produzieren mehr Säure als milde)
- Milchprodukte mit einem hohen Molkeanteil: Joghurt, Sauermilch, Weisskäse, Kefir usw.
- tierisches Fett (gesättigte Fettsäuren)
- Erdnussöl sowie gehärtete oder raffinierte pflanzliche Öle
- Getreide, auch Vollkorngetreide: Weizen, Hafer, usw., vor allem Hirse
- Brot, Teigwaren, Flocken und andere Nahrungsmittel auf Getreidebasis
- Hülsenfrüchte: Erdnüsse, Sojabohnen, weisse Bohnen, Saubohnen usw.
- raffinierter weisser Zucker

71

– Süssigkeiten: Sirup, Konfekt, Schokolade, Bonbons, Konfitüre, kandierte Früchte, usw.
– Ölfrüchte: Walnuss, Haselnuss usw. (ausgenommen Mandeln)
– Kaffee, Tee, Kakao, Wein.

Einige Bemerkungen zu den oben erwähnten Nahrungsmitteln:

a) Fleisch, Fisch
Der Zusammenhang zwischen dem Eiweisskonsum und der Säureproduktion ist je nach Herkunft des Eiweisses unterschiedlich. Die Aminosäuren des Eiweisses, wie sie im Käse oder in der Milch vorkommen, bilden nur wenig Säure: Ihre Stoffwechselprodukte bestehen aus Ketonsäure, die nach der Oxidierung neutralisiert und ausgeschieden wird, sowie aus dem toxischen, aber nicht sauren Harnstoff, der den Körper über die Nieren und die Schweissdrüsen verlässt.

Fleisch, Fisch, Eier enthalten zudem beachtliche Mengen Zellkernmaterial (Nukleoproteide), welches sich beim Abbau in 3facher Hinsicht negativ auf die Säure-Basen-Bilanz auswirkt: als Träger von Phosphorsäure, Schwefelsäure und Purinen. Phosphor und Schwefel sind saure Mineralstoffe. Die Purine selbst sind basisch. Damit sie der Körper ausscheiden kann, werden sie jedoch in diverse, äusserst toxische Säuren umgewandelt, unter anderem in Harnsäure. Der Verzehr von tierischem Gewebe führt somit immer zu einer erhöhten Säureproduktion. Je grösser der Fleischkonsum, desto umfassender und bedrohlicher natürlich die Säurezufuhr.

Bei den Tieren liegen die Verhältnisse anders. Im Unterschied zum Menschen besitzen sie das Enzym Uricase, das die Umsetzung der Harnsäure in das weniger schädliche und leichter lösliche Endprodukt *Allantoin* bewirkt.

Auf diese Weise neutralisieren fleischfressende Tiere wie zum Beispiel der Hund 98% ihrer Harnsäure. Das entstandene Allantoin wird durch die Nieren problemlos ausgeschieden. Der menschliche Organismus hingegen kann nur 2% der Harnsäure neutralisieren. Der Rest greift die Nieren an, so dass die Ausscheidung der Abfallprodukte im allgemeinen und von Säuren insbesondere zusätzlich erschwert wird.

Purine kommen nicht nur in tierischem Gewebe vor, sondern auch in pflanzlichen Nahrungsmitteln wie zum Beispiel Hülsenfrüchten (Sojabohnen, Linsen, Bohnen usw.). Kaffee, Schwarztee und Kakao – also auch Schokolade – sind ebenfalls reich an Purinen. Dies ist auch der Grund, weshalb wir sie zu den säurebildenden Lebensmitteln zählen.

b) Fette
Durch die Verdauung von Fetten werden dem Organismus gesättigte und ungesättigte Fettsäuren zur Verfügung gestellt. Die gesättigten Fettsäuren sind für den Körper schwieriger zu verarbeiten und spielen deshalb für die Übersäuerung eine grössere Rolle. Sie kommen vor allem in tierischen Fetten vor (Schweineschmalz, Talg, fettiges Fleisch oder Fisch) sowie in gehärteten pflanzlichen Fetten (Margarine, Butter, hydrierten Pflanzenfetten, 73

raffinierten Ölen). Erdnussöl produziert besonders viel Säure. Naturbelassene, kaltgepresste Pflanzenöle sind reich an ungesättigten Fettsäuren und wirken nicht säurebildend.

c) Getreide

Bei der Verdauung von Getreide (Weizen, Gerste, Hirse usw.) wird eine gewisse Menge an Säure gebildet, und zwar unabhängig davon, ob wir dieses Getreide in Form von Körnern, Flocken oder Mehl in den verschiedensten Zubereitungsarten wie Gebäck oder Teigwaren zu uns nehmen. Zwischen Vollkorngetreide und raffiniertem Getreide (weissem Reis, Weissbrot usw.) ist übrigens bezüglich Säureproduktion kein Unterschied festzustellen (aber natürlich bezüglich vorhandenem Mineralstoffgehalt).

Hirse ist bekannt als ein Getreide, das den Körper mit Mineralstoffen versorgt. Sie ist vor allem reich an Silicium. Da das Silicium in der Hirse in Form von Säure vorliegt (Siliciumsäure), kommt es jedoch nur jenen zugute, die über einen einwandfreien Säurestoffwechsel verfügen.

Saure Speisen

Saure Speisen enthalten zahlreiche Stoffe in Form von Säuren, so dass sie an ihrem Geschmack leicht zu erkennen sind. Dazu gehören unter anderem Zitronen, Rhabarber oder Essig.

Saure Speisen wirken säure- oder basenbildend, je *nachdem, wie der Stoffwechsel der betreffenden Person funktioniert.* Empfindliche Menschen müssen mit dieser Produktekategorie besonders sorgsam umgehen, da sie bei ihnen stets zur Säurebildung führt. Mit Ausnahme von Früchten sind die sauren Nahrungsmittel im Unterschied zu den säurebildenden für den Körper kein Muss. Der weitgehende oder vollständige Verzicht auf saure Speisen ist deshalb nicht nur notwendig, sondern auch durchführbar.

Zusammenstellung saurer Speisen

– Mehrere Stunden alte Molke (Joghurt, Sauermilch, Kefir, schlecht abgetropfter Weisskäse usw.)
– Unreife Früchte (je unreifer die Frucht, desto saurer ist sie)
– saure Früchte wie Beeren: Stachelbeeren, Johannisbeeren, Himbeeren
– Zitrusfrüchte: Zitronen, Mandarinen, Grapefruits, Orangen
– Bestimmte Sorten Äpfel (Glockenäpfel), Kirschen (Weichselkirschen), Zwetschgen, Aprikosen usw.
– ein Übermass an süssen Früchten
– saures Gemüse: Tomaten, Rhabarber, Sauerampfer, Kresse
– Sauerkraut
– Fruchtsäfte (vor allem Zitronensaft, auch in der Salatsauce!)
– industriell hergestellte, gesüsste Getränke: Limonaden und Getränke auf Colabasis
– Honig
– Essig

75

All diese Speisen enthalten zahlreiche Säuren. Sie zeichnen sich durch einen entsprechend säuerlichen Geschmack aus, der meistens umso ausgeprägter ist, je höher der Säuregrad ausfällt. Allerdings kann das Vorhandensein von Zucker in gewissen Speisen – etwa im Honig – den sauren Geschmack zum Teil übertönen. So sind auch industriell hergestellte, gesüsste Getränke sehr sauer. Colagetränke zum Beispiel weisen einen pH-Wert von 2,4 auf, Orangeaden einen pH-Wert von rund 3,2. Der hohe Anteil an Zucker (bis zu 50 Gramm pro Liter) täuscht jedoch über diese Säure hinweg.

Der Säuregehalt einer Fruchtart variiert je nach Sorte: Glockenäpfel sind von Natur aus saurer als die eher süssen Golden Delicious. Weichselkirschen enthalten mehr Säure als Bigarreau-Kirschen, usw. Auch der Reifegrad der Frucht spielt eine Rolle. Je unreifer die Frucht, dest saurer ist sie. Mit zunehmender Reifung nimmt der Säuregehalt ab und der Zuckergehalt zu. Eine reife Aprikose zum Beispiel ist sehr süss und enthält kaum Säure. In unreifem Zustand gepflückte Früchte, die zur Nachreifung gelagert werden, enthalten mehr Säure als am Baum gereifte Früchte.

Ausser den Bananen enthalten sämtliche Früchte Säuren, die einen mehr, die andern weniger. Süsse Früchte (Äpfel, Birnen, Pfirsiche usw.) sind am wenigsten sauer. Doch auch diese winzige Menge Säure führt, wenn sie nicht neutralisiert wird – und dies ist bei empfindlichen Personen gewöhnlich der Fall – zu einer Übersäuerung des Organismus.

Fruchtsäfte sind im allgemeinen saurer als die Frucht selbst. Zum einen, weil der Konsum konzentrierter erfolgt – man trinkt zwar leicht den Saft von drei Orangen, isst jedoch selten drei Orangen nacheinander. Zum andern, weil ein Teil der Mineralien im Fruchtfleisch bleibt, das nach dem Pressen weggeworfen wird. Der Zucker, den wir zum Saft geben, mildert den sauren Geschmack, trägt aber zur *Bildung von Säuren* im Körper bei.

Honig enthält viel Säure. Er darf nur sparsam verwendet werden.

Der in der Naturheilkunde bekannte Aphorismus *«Ein Nahrungsmittel kann nur beurteilt werden in bezug auf den Verdauungstrakt, mit dem es in Berührung kommt»* gilt für den Säure-Basen-Haushalt besonders. Wir haben deshalb Speisen wie Tomaten, Essig, Zitronensaft, Molke usw. nicht in die Liste der basenbildenden Produkte aufgenommen, wie dies oft getan wird. Denn uns geht es hier um den *sauren Charakter eines Produkts* und nicht um *die eventuell basenbildende Wirkung nach* dem Abbau und der Weiterverwendung im Körper: Das Problem besteht ja gerade darin, dass nicht jeder Organismus Säuren richtig abbauen kann. Bei Menschen mit einem gestörten Säurestoffwechsel wirken diese Nahrungsmittel daher *säurebildend* (siehe Anhang F).

Vier Faktoren, die den Säurestoffwechsel zusätzlich beeinflussen

Bevor wir uns mit den basenbildenden Speisen befassen, ist darauf hinzuweisen, dass vier Fakto-

ren die säurebildende Wirkung eines Nahrungsmittels verstärken oder abschwächen.

a) Die Menge des Konsums
Je grösser die Menge der sauren oder säurebildenden Speisen, die wir pro Mal zu uns nehmen,
desto höher die Säurezufuhr. Ein problematisches
Nahrungsmittel kann, wenn es in vernünftigen,
auf den individuellen Stoffwechsel abgestimmten
Mengen genossen wird, durchaus abgebaut werden, ohne dass ein Säureüberschuss entsteht.

b) Die Häufigkeit des Konsums
Je häufiger wir Säuren zu uns nehmen, desto
mehr muss der Organismus vorhandene Basen
abgeben und körpereigene Mineralreserven
mobilisieren. Der Körper mag mit der gelegentlichen Einnahme eines stark säurehaltigen Nahrungsmittels recht gut fertig werden; wiederholt
sich dieser Vorgang häufig, ist er bald einmal überfordert.

c) Der Zeitpunkt des Verzehrs
Da die Übersäuerung mit einer Störung des
Metabolismus zusammenhängt, oder anders ausgedrückt mit der Leistungsfähigkeit des Körpers
beim Umsatz von bestimmten Stoffen, spielt es
durchaus eine Rolle, ob diese Leistung morgens
oder abends erbracht werden muss. Bei gewissen
Leuten dauert es nach dem Aufwachen tatsächlich
Stunden, bis der Organismus richtig in Form ist
und korrekt funktioniert.

Wer frühmorgens Früchte (oder – was noch
schlimmer ist – konzentrierte Fruchtsäfte) zu sich

nimmt, wenn der «Motor» noch nicht richtig «warmgelaufen» ist, mutet seinem Organismus unter Umständen einiges zu: Er wird deutlich mehr Mühe haben, mit dieser Säure fertig zu werden, als etwa mittags oder (vor Einsetzen der Müdigkeit) abends. Entgegen der landläufigen Meinung, ein Orangen- oder Zitronensaft zum Frühstück sorge für die nötige Zufuhr an Vitamin C und sei gesund, ist dies nicht jedermanns Sache. Diese Gepflogenheit bringt nur bei einem intakten Säurestoffwechsel den erhofften Gewinn.

Aus demselben Grund sind Säuren leichter abzubauen im Sommer, wenn es warm ist und die Sonne scheint, als bei winterlicher Kälte; und sie werden auch besser vertragen in einer ausgeruhten und entspannten Verfassung als dann, wenn wir müde, gestresst und irritiert sind.

d) Das Gleichgewicht zwischen sauren und basischen Nahrungsmitteln

«Die Speisen und Getränke, die wir zu uns nehmen, regulieren die Körpersäfte und korrigieren einander gegenseitig», sagte Hippokrates.

Verzehren wir bei derselben Mahlzeit säure- und basenbildende Nahrungsmittel, können die Basen der einen die Säuren der anderen neutralisieren, ohne dass auf die Körperreserven zurückgegriffen werden muss.

So neutralisiert zum Beispiel ein reichhaltiger Anteil an Kartoffeln und an gekochtem oder rohem Gemüse die Eiweisszufuhr.

Dieses Prinzip verfolgen wir unbewusst, möglicherweise aus einer alten, durch kluge Beobachtung entstandenen Tradition heraus, wenn wir Beeren (Himbeeren, Stachelbeeren usw.) mit Quark, Weisskäse oder Sahne/Rahm verfeinern und so ihre Säure neutralisieren.

Zwei saure oder säurebildende Speisen hingegen, die wir zur selben Mahlzeit oder am gleichen Tag einnehmen, verstärken sich gegenseitig in ihrer säurebildenden Wirkung.

Basische oder basenbildende Speisen

Diese Nahrungsmittel sind reich an Basen und enthalten sehr wenig oder gar keine Säure. Sie produzieren auch bei der Umwandlung und Weiterverwendung durch den Körper keine Säuren, so dass sie in jedem Milieu Basen bilden, unabhängig davon, ob sie in grossen oder kleinen Mengen genossen werden. *Diese Eigenschaft kommt allen zugute und entfaltet sich sowohl in einem intakten wie in einem gestörten Säurestoffwechsel.* Personen, die unter Übersäuerung leiden, müssen sich vor allem an diese Kategorie Lebensmittel halten. Natürlich umfasst ihre Kost auch die für den Körper notwendigen, aber mit grosser Sorgfalt zu dosierenden Mengen an säurebildenden Speisen. Saure Speisen schliesslich dürfen nur hie und da eingenommen werden; und zwar umso sparsamer, je schlechter der Säurestoffwechsel funktioniert.

Zusammenstellung basenbildender Speisen

- Kartoffeln
- grünes Gemüse, gekocht und roh: Blattsalat, Lattich, grüne Bohnen, Kohl usw.
- farbiges Gemüse: Karotten, Randen/rote Bete, usw. (ausgenommen Tomaten)
- Milch, Milchpulver, gut abgetropfter Quark, Rahm/Sahne
- frische Molke
- aus frischer Molke hergestelltes Molkenpulver
- Bananen
- Mandel, Paranuss
- Kastanie
- Dörrfrüchte in kleinen Mengen (ausgenommen Aprikosen)
- basisches Mineralwasser
- Getränke auf der Basis von Mandeln

Dass die *Kartoffel* Säure im Magen zu binden vermag, ist allgemein bekannt. Sie wird deshalb vor allem bei Beschwerden wie übermässiger Magensäure, Gastritis oder Magengeschwüren eingesetzt. Ihre wohltuende basische Wirkung kommt jedoch dem gesamten Organismus zugute. Da sie nicht nur reich an Basen, sondern auch an Stärke ist, lässt sich mit der Kartoffel Getreide ersetzen, ohne dem Organismus Säure zuzuführen. *Kartoffeln sind somit ein ideales Nahrungsmittel für Personen, die an Übersäuerung leiden, und sollten auf dem Speisezettel regelmässig vorkommen.*

Grünes und farbiges Gemüse, ob roh oder gekocht, gehört zu den mineralstoffreichsten Nahrungs- 81 mitteln überhaupt und enthält, mit Ausnahme der Tomaten, zahlreiche Basen. *Der Verzehr von reichhaltigen Gemüseportionen zweimal pro Tag* ist deshalb eines der wirksamsten Mittel im Kampf gegen die Übersäuerung.

Die Mandel bildet unter den Ölfrüchten eine Ausnahme. Sie ist als einzige deutlich basisch, während alle anderen Nussorten, vor allem die Walnuss, Säuren enthalten. Mandeln können auch in Form von Püree eingenommen werden.

Dörrfrüchte wie Sultaninen oder Pflaumen sind eher basisch. Die übrigen, zum Beispiel Aprikosen, Äpfel oder Birnen, sind gewöhnlich sauer, da sie vor vollendeter Reifung getrocknet wurden. Alle mit – saurem – Schwefel behandelten Dörrfrüchte sind natürlich säurebildend.

Unter den *frischen Früchten* ist die Banane als einzige basisch und kann ohne Bedenken in grossen Mengen genossen werden. Auch Melonen und Birnen sind basisch, wenn auch in geringerem Mass. Kastanien wirken ebenfalls basenbildend. Da sie auch Stärke enthalten, können sie anstelle von Kartoffeln (zum Beispiel Rotkraut mit Kastanien) und als Dessert verwendet werden.

Dass die Molke in zwei verschiedenen Listen auftaucht, bedarf einer Erklärung: Frische Molke hat einen pH-Wert von rund 7 und gilt als basisches Nahrungsmittel. Je älter jedoch die Molke, desto tiefer ihr pH-Wert, desto saurer also das Produkt. Nach zehn Stunden liegt der pH-Wert unter 4,5. Die im Handel erhältliche und in Joghurt, Sauermilch usw. verwendete Molke ist daher zwangsläufig sauer. Eine Ausnahme bildet Molkenpulver, das aus frischer Molke gewonnen wird.

Säurebildende Speisen sind für jedermann säurebildend.

Saure Speisen wirken säure- oder basenbildend, je nachdem, wie der Stoffwechsel der betreffenden Person funktioniert.

Basische oder basenbildende Speisen sind für jedermann basenbildend.

Die Korrektur des sauren Milieus

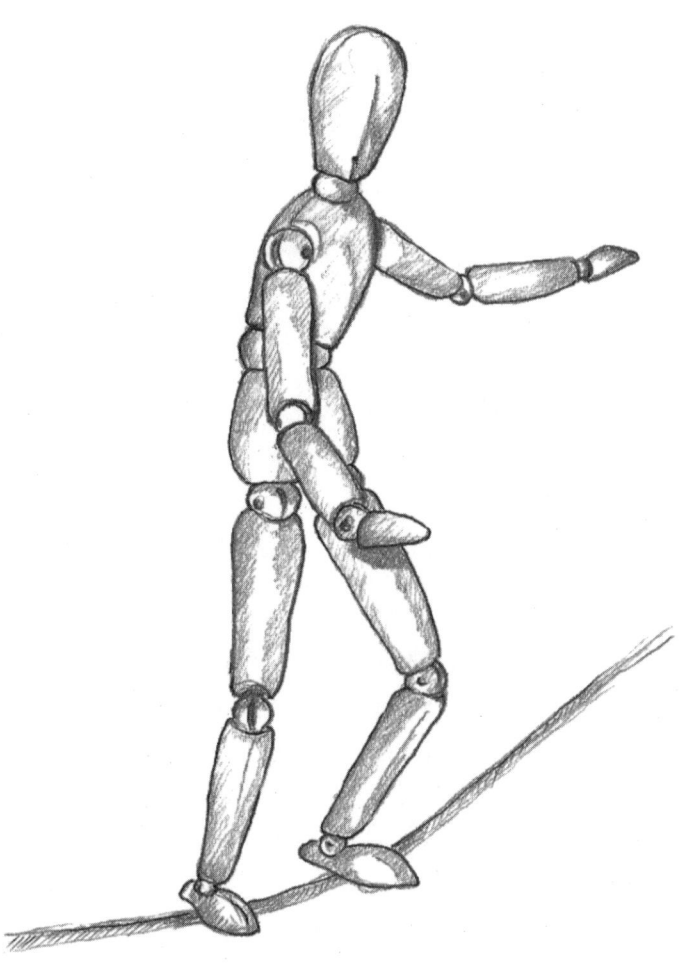

Wie jede sinnvolle Behandlung beruht auch die Therapie der Übersäuerung auf den Grundsätzen des gesunden Menschenverstandes und der Logik. Die schädlichen Folgen der Übersäuerung lassen sich nur beheben, wenn ihre *Ursache* behoben wird.

Es geht also nicht primär darum, einzelne Symptome lokal zu bekämpfen, sondern, die auslösenden Faktoren der Übersäuerung zu beseitigen und das saure Milieu zu normalisieren. Bei dieser Entsäuerung werden lokale Beschwerden, auch wenn sie zahlreich und unterschiedlich sind, von selbst verschwinden.

Dieses Vorgehen steht im Einklang mit zwei Leitsätzen der Naturheilkunde, die sich auch hier wieder bestätigen:

Im Grunde genommen sind alle Krankheiten auf die eine Ursache zurückzuführen: auf die Verunreinigung des Milieus.

Die Behandlung muss auf breiter Ebene einsetzen: bei der Normalisierung des Milieus.

Selbstverständlich müssen auch lokale Symptome behandelt werden, wenn es gilt, Beschwerden zu lindern oder akute Krisen zu überwinden, die ein Organ in Mitleidenschaft ziehen oder gar seine Existenz bedrohen: zum Beispiel dann, wenn die Krankheitserreger im Organismus überhandnehmen. Man darf jedoch bei aller Symptombekämpfung nicht vergessen, dass die Normalisierung des sauren Milieus oberstes Gebot bleibt.

Dieses Ziel – ein ausgeglichenes Milieu – erreichen wir durch entsprechende Massnahmen in folgenden drei Bereichen:

– *die Regulierung der Säurezufuhr, die für die Beschwerden mitverantwortlich ist.*
– *die Ausscheidung von Säureansammlungen im Körper*
– *die Remineralisierung des Körpers durch Basenzufuhr*

Die Regulierung der Säurezufuhr

Als erste Massnahme drängt sich selbstverständlich die Einschränkung der Säurezufuhr auf, da sie den Körper direkt entlastet. Wie stark müssen wir nun diese Zufuhr drosseln, damit der Organismus positiv reagiert?

Eine zu kleine Einschränkung mildert lediglich das Problem, ohne es an der Wurzel zu packen. Der Körper muss in diesem Falle nach wie vor neue Säuren abbauen – obwohl sich gezeigt hat, dass er genau dieser Aufgabe nicht gewachsen ist.

Damit es zur erhofften Besserung kommt, muss die mit der Nahrung eingenommene Säure so reduziert werden, das sie leicht unter der Toleranzgrenze des Körpers liegt. Dann kann sich der Organismus auf die im Gewebe eingelagerte Säure konzentrieren. Ist das Säure-Basen-Gleichgewicht wieder hergestellt, kann die durch die Nahrung aufgenommene Säuremenge bis zur Toleranzgrenze erhöht werden; auf keinen Fall darüber hinaus, da dies erneut zu einer Versäuerung des Milieus führen würde. Es gibt keine mathematische Regel, um die Menge an sauren oder säurebildenden Speisen zu berechnen, die ein bestimmter Organismus toleriert. Wer jedoch dieses Problem hat und sich dessen bewusst ist, wird bald einmal ein gutes *Gespür* dafür entwickeln, ob er die Menge reduzieren oder erhöhen muss: das allgemeine Wohlbefinden wie auch die lokalen Symptome sind das beste «Säurebarometer».

Zu Beginn der Behandlung ist es von Vorteil, die Säurezufuhr so stark wie möglich einzuschränken oder gar für eine bestimmte Zeit ganz darauf zu verzichten.

Dies würde allerdings bedeuten, dass wir unsere Kost auf rein basische Produkte umstellen müssen. Leider ist eine solche Diät zu einseitig, als dass sie eine ausgewogene Ernährung gewährleistet. Wir sind deshalb gezwungen, nach einiger Zeit wieder eiweisshaltige Nahrungsmittel auf unseren Speisezettel zu setzen, obschon sie Säure produzieren. Dabei sind Milchprodukte, vor allem jene mit einem geringen Molkeanteil, dem Fleisch vorzuziehen. Milchprodukte enthalten kein Zellgewebe und bilden daher weniger Säure als Fleisch oder Fisch. Sie sind ausserdem reich an Mineralien, vor allem an Calcium und Vitamin D, so dass sie die Remineralisierung des Körpers unterstützen.

Da die Molke ein saures Nahrungsmittel ist, kann man ohne Bedenken diejenigen Milchprodukte zu sich nehmen, die keine Molke mehr enthalten: zum Beispiel Hart- oder Weichkäse, Quark oder gut abgetropften Weisskäse. Joghurt, Kefir oder Weisskäse mit viel Flüssigkeit enthalten 88 zu viel Molke.

Wir sollten eine basische Ernährung mit Getreide, Hülsenfrüchten oder Eiern anreichern, damit die Kost abwechslungsreich und ausgewogen bleibt. Diese Speisen werden nur in kleinen Mengen und in grösseren zeitlichen Abständen genossen (niemals zweimal pro Mahlzeit oder pro Tag, sondern nur bei jeder zweiten Mahlzeit oder jeden zweiten Tag), wobei sich die Einschränkung nach der individuellen Leistungsfähigkeit des Stoffwechsels richtet.

Die Eiweisszufuhr ist – trotz der damit verbundenen Säurebildung – *in jedem Fall* lebensnotwendig, denn die Proteine sind die Grundbausteine des Körpergewebes, in dem sich die Mineralstoffe einlagern; ob und wie dies gelingt, hängt von der Proteinzufuhr ab. Wer also das Eiweiss zu stark abbaut, kann sich anstelle der Demineralisation eine Mangelernährung einhandeln.

Erfordern die Beschwerden nicht ein komplettes *Weglassen,* sondern lediglich eine *Einschränkung* der Säurezufuhr, wird anders vorgegangen. Zuerst erstellt man eine Liste all jener Nahrungsmittel, die man im Laufe eines Tages normalerweise konsumiert. Diese werden auf die Mahlzeiten von 7 Uhr, 10 Uhr, 12 Uhr, 16 Uhr und 19 Uhr verteilt. Dieses typische Menü wird nun ergänzt mit den Speisen, die man im Laufe einer Woche sporadisch, das heisst hin und wieder einnimmt. Wir erhalten so das Standardmenü.

Ein Standardmenü ist leicht aufzustellen, da das Essverhalten der meisten Leute konstant ist. Das 89

Mittagessen zum Beispiel besteht in der Regel aus einem eiweiss- sowie aus einem stärkehaltigen Nahrungsmittel und einem Gemüse. Variiert wird innerhalb dieser Kategorien (Kartoffeln, Reis oder Teigwaren für die stärkehaltigen, Fleisch, Fisch oder Käse für die eiweisshaltigen Speisen) oder aber durch Zugeben oder Weglassen von Rohkost, Desserts usw.

Steht das Standardmenü fest, unterstreicht man alle sauren und säurebildenden Speisen auf der Liste. Nun brauchen wir nur noch *die sauren und säurebildenden Nahrungsmittel einzuschränken oder sie weniger häufig zu konsumieren und sie gegen basische Produkte auszutauschen.*

Nachstehend finden Sie ein Beispiel für ein solches Standardmenü. Eine Tabelle am Schluss des Buches (Anhang E) erleichtert die Übersicht über die verschiedenen Möglichkeiten, saure oder säurebildende Speisen durch basische Nahrungsmittel zu ersetzen.

Beispiel eines Standardmenüs

Die unterstrichenen Nahrungsmittel sind sauer oder säurebildend. Sie werden in kleineren Mengen oder grösseren Zeitabständen genossen oder ganz weggelassen.

Frühstück:
– ein Orangensaft oder eine frische Frucht
– Schwarzbrot, Butter und Konfitüre

– Kaffee mit zwei Stück Zucker

10 Uhr:
- Schwarztee oder Kräutertee oder Schokoladen-milch
- Gipfel/Hörnchen oder Dörrfrüchte oder Mandeln

Mittagessen:
- grüner Salat oder Rohkost (Karotten, Tomaten, Gurken usw.)
- Sauce: Öl, Essig, Senf, Kräuter
- Eiweisslieferant: Käse, Ei, Fleisch oder Fisch
- Stärkelieferant: Kartoffeln, Reis oder Teigwaren
- gekochtes Gemüse: Zucchini, Sellerie, Fenchel usw.
- Dessert: Fruchtsalat, Obstkuchen oder Cara-melpudding
- Getränk: Wasser, Wein, Fruchtsäfte oder Sirup
- Kaffee

16 Uhr:
- Kleingebäck/Kekse, Vollkornzwieback, Schwarzbrot mit Butter und Honig, Früchte
- Kräutertee oder Schwarztee

Nachtessen:
- Gemüsesuppe mit Käse, Kartoffeln mit Käse, Teigwaren mit Tomatensauce, Birchermüesli oder Salami und Weissbrot

19 bis 23 Uhr:
Limonaden, Bonbons oder Kleingebäck/Kekse

Fassen wir zusammen: Für die Umstellung der Ernährungsgewohnheiten zur Korrektur des Milieus gelten vier Grundregeln:

91

a) Die basischen Nahrungsmittel bilden den Hauptbestandteil unserer Kost.
b) Säurebildende Nahrungsmittel in geringen, dem Stoffwechsel der betreffenden Person angepassten Mengen hinzufügen.
c) Saure Nahrungsmittel je nach Schwere der Beschwerden ganz oder teilweise weglassen.
d) Die für den Körper notwendige Eiweisszufuhr sicherstellen.

Dabei sind folgende Faktoren zu beachten:
- die Menge
- die Häufigkeit
- der Zeitpunkt
- die Ausgeglichenheit der Nahrungsauswahl

Beispiel eines basischen Menüs

Strenge basische Diät

Frühstück:
- warmes Getränk: Kräutertee oder Diätkaffee ohne oder mit ein wenig Milch
- Quark oder Weisskäse mit 2 Kaffeelöffeln kalt gepresstem Öl (Lein-, Weizenkeim- oder Sonnenblumenöl) sowie einer reifen, zerdrückten Banane mit Vollrohrzucker, Mandeln und 2 Kaffeelöffeln frisch gemahlenem Getreide (Dinkel, Roggen oder Buchweizen) oder 2 Kaffeelöffeln Weizenkeimen.

10 Uhr:
- Mandeln oder Banane
- Wasser, Kräutertee oder Diätkaffee

Mittagessen:
- grüner Salat und/oder Rohkost (keine Tomaten)
- Sauce: kalt gepresstes Öl, Gemüsesaft, Quark, Senf, Bierhefe, Petersilie usw.
- gekochtes Gemüse: Karotten, Fenchel, Lattich usw.
  Zusätzlich Kartoffeln und Weisskäse oder Quark (mit Kräutern und Gewürzen) oder
- Kastanien und Weisskäse oder Quark oder
- Mais (Körner oder Polenta) oder
- Kartoffeln und weiches Ei (oder nur Eigelb)
- als Dessert: zerdrückte Banane und Quark oder Banane und Mandeln oder Quark
- Wasser, Kräutertee oder Diätkaffee

16 Uhr:
- Wasser, Kräutertee oder Diätkaffee
- Dörrfrüchte: Datteln, Feigen usw.

Nachtessen:
- entweder wie Mittagessen oder
- Gemüsesuppe (auch mit Kartoffeln) und Weisskäse und Vollkornzwieback oder
- grüner Salat und/oder Rohkost, Weisskäse und Vollkornzwieback

Gemischte basische Diät

Bei der gemischten basischen Diät werden die verschiedenen Möglichkeiten der strengen Diät durch folgende Zusatzvarianten ergänzt:

Frühstück:
- warmes Getränk mit wenig Vollrohrzucker
- Schwarz- oder Vollkornbrot (ohne Hefe) mit wenig Butter oder ungehärteter Pflanzenmargarine
- Birnen- oder Dattelkonzentrat oder Weisskäse oder Quark (mit Kräutern und Gewürzen)

10 Uhr:
- Dörrfrüchte: Datteln, Feigen usw.

Mittagessen:
Zusätzlich zu grünem Salat oder Rohkost und gekochtem Gemüse:
- Vollkornteigwaren mit geriebenem Käse (ohne Tomatensauce) oder
- Tofu
oder seltener:
- Getreide (Reis, Weizen, Gerste usw., aber keine Hirse) mit geriebenem Käse oder Sojasauce oder
- weisses Fleisch, oder
- Fisch

16 Uhr:
- eine süsse, sehr reife Frucht: Melone, Birne usw.

Nachtessen:
- Kartoffeln mit Hart- oder Weichkäse
- oder gekochtes Gemüse mit Käse und Zwieback oder Schwarzbrot
- oder Salat und/oder Rohkost mit Käse und Zwieback oder Schwarzbrot
- oder gekochtes oder rohes Gemüse mit einem Ei

Die Ausscheidung von Säureansammlungen

Der Abbau und die Ausscheidung von sauren Substanzen stellt hohe Anforderungen an den Körper. Jedes Mittel, das ihn dabei unterstützt, ist deshalb willkommen. Dazu gehören die Sauerstoffversorgung des Gewebes, die kurmässige Einnahme von Basenmischungen und die verstärkte Ausscheidungstätigkeit von Nieren und Haut.

Die Sauerstoffversorgung des Gewebes

Zahlreiche Substanzen bleiben als Säure im Körper zurück, weil zu wenig Sauerstoff vorhanden ist, um sie zu verbrennen. Damit die Säure oxidiert und der Ausscheidung zugeführt wird, muss auch die Sauerstoffversorgung der Zellen sichergestellt sein.

Durch das viele Sitzen werden unsere Lungen zu wenig gefordert. Die Folge ist ein schlecht belüftetes Körpergewebe. Wir brauchen also die regelmässige körperlich Anstrengung. Wenn wir unserem Körper mehr Leistung abverlangen, wird er automatisch die Sauerstoffzufuhr steigern und den Blutkreislauf beschleunigen, sodass alle Muskeln und Organe mit den notwendigen Stoffen versorgt werden. Diese allgemeine Stimulierung des Stoffwechsels wirkt sich auf den Umwandlungsprozess als Ganzes vorteilhaft aus. Durch den rascheren Atemrhythmus und die Sauerstoffzu- 95 fuhr wird den Zellen wesentlich mehr Sauerstoff zur Verfügung gestellt. Dank der beschleunigten Blutzirkulation gelangt zusätzlich Sauerstoff ins Gewebe.

Die Säure wird nur dann in einem nennenswerten Umfang oxidiert, wenn die körperliche Aktivität einige Zeit anhält. Eine ganze Stunde lang marschieren oder Tennis spielen – um nur zwei Beispiele zu nennen – bewirkt weit mehr als einige Minuten intensives Krafttraining.

Die Regelmässigkeit der Sauerstoffaufnahme spielt ebenfalls eine grosse Rolle. Ein Spaziergang pro Tag ist wesentlich wirkungsvoller als einmal pro Woche Sport zu treiben, obschon das eine das andere nicht auszuschliessen braucht.

Die ideale Lösung besteht darin, sein Leben aktiver zu gestalten und die körperliche Betätigung in den Alltag einzubauen, anstatt sie an einer Randstunde anzuhängen. Mit andern Worten: vermehrt zu Fuss gehen oder das Fahrrad benützen, anstatt ins Auto zu sitzen. Die Treppe benützen, anstatt Lift zu fahren, sich in der Natur erholen, anstatt vor dem TV-Gerät zu sitzen. usw.

Auf die grossen Vorzüge körperlicher Betätigung und einer guten Sauerstoffversorgung wird immer wieder aufmerksam gemacht. So häufig und oft, dass wir diese Ermahnungen gar nicht mehr ernst nehmen – zumal sie allzu simpel erscheinen und nicht einmal etwas kosten. Doch erinnern wir uns an den Waldspaziergang, der den pH-Wert des Urins von 5 auf 7 senkte!

Die Basenmischungen

Ein weiteres Hilfsmittel im Kampf gegen die Übersäuerung sind basische Mineralsalze (alkalische Zitrate).

Da der Körper diese Mineralstoffe (Kalzium, Magnesium, Natrium, Kalium usw.) als direkte Puffersubstanzen benutzt, drängt sich eine Ergänzung der basischen Kost durch entsprechende Mischungen geradezu auf.

Auf dem Markt sind zahlreiche Präparate in Pulver- oder Tablettenform erhältlich, die mit wenig Wasser zu den Mahlzeiten einzunehmen sind. Sie leisten, wenn sie regelmässig eingenommen werden, wertvolle Dienste, da sie den Körper mit reichlich basischen Substanzen versorgen und so zahlreiche Säuren neutralisieren und zur Ausscheidung vorbereiten. Als Folge steigt die Ausscheidung durch die Nieren, die Symptome der Entmineralisierung gehen zurück und verschwinden schliesslich ganz.

Zahlreiche Menschen, die an Übersäuerung leiden, sind für ihre Gesundung auf basische Mischpräparate angewiesen. Ihr Säurestoffwechsel ist so geschwächt, dass sie selbst dann, wenn sie dank einer drastischen Einschränkung des Speisezettels mit der Säurezufuhr fertig werden, die im Organismus bereits vorhandenen Säuren nicht zu neutralisieren vermögen, von einer Remineralisierung ganz zu schweigen. Da die Basenzufuhr der Nahrung nicht ausreicht, erweist sich hier die Einnahme von basischen Präparaten als ein wahrer Segen. Die 97 regelmässige Versorgung des Organismus mit Basen kann in diesem Fall, zusammen mit den übrigen in diesem Kapitel aufgeführten Massnahmen, zur Heilung führen. Die Behandlung dauert zwar oft Monate; doch mit Geduld und Ausdauer lässt sich allmählich eine Entsäuerung des Milieus und eine Remineralisierung des Körpers erreichen.

Die Dosierung dieser Präparate richtet sich nach den Angaben des Herstellers: Sie wird in schweren Fällen hoch, bei leichteren Beschwerden niedrig angesetzt. Bei gelegentlichen «Ausrutschern» in der Ernährung – werden zum Beispiel plötzlich grosse Mengen an stark säurehaltigen Speisen (Früchte, Tomaten, Konfekt, Fleisch usw.) verzehrt – ist eine zusätzliche Dosis notwendig.

Gezielter gehen wir vor, wenn wir die Zufuhr basischer Mineralstoffe im Rahmen der Dosierungsvorschriften allmählich steigern, bis der pH-Wert des Urins zunimmt und sich im Idealbereich von 7 bis 7,5 stabilisiert (siehe Kapitel 5). Die Dosierung wird somit in Zeiten starker Übersäuerung hinauf- und bei einem übermässigen Anstieg des pH-Wertes des Urins herabgesetzt. Dies ist frühestens dann der Fall, wenn sich die neue Ernährungs- und Lebensweise eingependelt hat und der Säurestoffwechsel besser funktioniert. Der Stoffwechsel ist nämlich keineswegs stabil, sondern kann sich im Lauf der Zeit verändern. Wer unter einer ausgeprägten Störung des Säurestoffwechsels leidet, muss oft sein Leben lang Basenpräparate zu sich nehmen, so dass sie zu einem festen Bestandteil seiner Ernährung werden. Bei einer leichteren Störung ist dieser Zusatz nur bis zur Gesundung notwendig und kann bei Bedarf über einen bestimmten Zeitraum oder zur Vorbeugung als jährliche Kur wiederholt werden.

Basenpräparate zeigen also eine doppelte Wirkung: einesteils neutralisieren sie Säuren, andernteils fördern sie die Remineralisierung. Wir werden im Kapitel «Remineralisierung» auf diesen wichtigen Punkt zurückkommen.

Die Säureausscheidung

Die Ausscheidungsorgane der Säuren sind die Nieren und die Haut.

a) Die Nieren

Die Nierentätigkeit lässt sich am erfolgreichsten unterstützen mit harntreibenden Heilpflanzen: Löwenzahn, Artischocke, Brennessel, Kirschenstiele, Lindenrinden, Bärentraube, Heidekraut, kleines Habichtskraut, Esche, Berufskraut usw.

Diese Medizinalpflanzen werden je nach Vorliebe des Patienten in Form von Tee oder Aufgüssen (Kirschenstiel, Brennessel, Linde, usw.), Tinktur (Kleines Habichtskraut, Berufskraut, Löwenzahn, Artischocke usw.), Tabletten (Esche, Heidekraut, Bärentraube usw.) oder Saft (Brennessel, Löwenzahn, Artischocke usw.) eingenommen.

Der Dosierung ist unabhängig von der Verabreichungsform grösste Beachtung zu schenken. Meistens werden diese Heilpflanzen in zu geringen

Dosen und über eine zu kurze Dauer eingenommen, als dass sie zum Ziel führen könnten.

Die Einnahme eines harntreibenden Mittels muss sich auf den Harn sicht- und spürbar auswirken: Die Harnmenge nimmt zu, man muss häufiger Harnlassen, der Urin verfärbt sich dunkel, der Geruch ist stärker.

Treten keine derartigen Veränderungen ein, muss die Dosis langsam erhöht werden. Führt auch dies zu keinem nennenswerten Resultat, wird die Heilpflanze gewechselt, da nicht alle harntreibenden Pflanzen auf jeden Organismus gleich wirken.

Die Dauer dieser Kur richtet sich nach dem angestrebten Ziel. Selbstverständlich ist es eine Illusion zu glauben, dass sich die im Verlauf von Jahren angehäuften Säuren innert weniger Wochen aus dem Körper entfernen lassen. Die Einnahme von Medizinalpflanzen-Präparaten erstreckt sich über Monate, wobei je nach Bedarf Unterbrüche von einer oder zwei Wochen eingeschaltet werden können.

Reichliches Trinken fördert die Ausscheidung ebenfalls und ist wichtig für den Säuretransport. Um sicher zu sein, dass die Flüssigkeit für eine optimale Ausscheidung ausreichend ist, wird wenn möglich nach jedem Harnlassen getrunken, wobei die Trinkmenge die ausgeschiedene Urinmenge ersetzen oder übersteigen sollte. Die so im Körper stets vorhandene Flüssigkeitsmenge zwingt die Nieren zu vermehrter Tätigkeit.

Medizinalpflanzen zur Förderung der Säureausscheidung

<u>Aufguss:</u> Die Pflanzenteile mit kochendem Wasser übergiessen und einige Minuten ziehen lassen.

Schwarze Johannisbeere
Die Blätter ergeben ein harntreibendes, wohlschmeckendes Getränk:
– eine Handvoll (40 g) Blätter auf einen Liter oder einen Suppenlöffel auf eine Tasse Wasser.
10 Minuten ziehen lassen. Mindestens drei Tassen pro Tag, vor oder nach den Mahlzeiten.

Artischocke
Nicht die essbaren Hochblätter der Frucht, sondern die Blätter der Pflanze sind harntreibend und unterstützen gleichzeitig die Lebertätigkeit. Bitteres Getränk.
– 10 g Blätter auf einen Liter oder 1 Kaffeelöffel auf eine Tasse Wasser.
10 Minuten ziehen lassen. 3 Tassen pro Tag, vor den Mahlzeiten.

<u>Abkochung:</u> Pflanzenteile in kaltem Wasser ansetzen, in gedecktem Gefäss aufkochen und einige Minuten kochen lassen.

Kirschenstiele
Kirschenstiele wirken harntreibend. Die Stiele werden nach dem Verzehr der Kirschen aufbewahrt und getrocknet. Erfrischendes Getränk.
– Eine Handvoll auf einen Liter Wasser.
10 Minuten kochen lassen. Mindestens drei Tassen pro Tag.

Lindenrinde
Lindenrinden sind ein ausgezeichnetes Mittel für die Säureausscheidung und bei allen rheumatischen Beschwerden zu empfehlen. Die Lindenrinde kann unter Umständen gewisse Steine wieder auflösen.
– 40 g Rinde auf einen Liter Wasser.
Auf 250 ml / 2,5 dl einkochen lassen. Über den Tag verteilt trinken. Kuren von 20 Tagen pro Monat durchführen, wiederholen.

Tinktur (Tropfen): Flüssigkeit, die durch Auflösen der pflanzlichen Wirkstoffe in Alkohol hergestellt wird.

Kleines Habichtskraut
Ausgezeichnetes Diuretikum und Desinfektionsmittel der Harnwege.
– 3mal täglich 30-50 Tropfen, mit wenig Wasser verdünnt, vor den Mahlzeiten einnehmen.

Bärentraube
Ausgezeichnetes Diuretikum, bekannt für seine desinfizierende Wirkung auf die Harnwege.
– 3mal täglich 20-40 Tropfen, mit wenig Wasser verdünnt, vor den Mahlzeiten einnehmen.

Tabletten: Die Medizinalpflanzen werden getrocknet, zu Pulver zerstossen und zu Tabletten gepresst.

Quecke
Pflanze mit ausgeprägt reinigender Wirkung. Wird wegen des Geschmacks mit Vorliebe in Tablettenform eingenommen.
– 1 bis 3 Tabletten 3mal täglich, mit wenig Wasser vor den Mahlzeiten einnehmen.

Esche
Wirkt sich auf die Säureausscheidung äusserst positiv aus. Zeigt in hohen Dosen eingenommen eine allgemein reinigende Wirkung.
– 1 bis 2 Tabletten, 3mal täglich, mit wenig Wasser vor den Mahlzeiten einnehmen.

<u>Käutertee</u>: Mischung verschiedener Medizinalpflanzen, wird als Aufguss zubereitet.

– Goldrute   40g
– Esche   30g
– Acker-Schachtelhalm   30g

1 bis 2 Esslöffel pro Tasse, 10 Minuten ziehen lassen. 3 Tassen pro Tag.

– Schwarze Johannisbeere   25g
– Katzenbart   25g
– Kirschenstiele   50g
– Quecke   30g
– Männertreu   20g
– Holunder   40g
– Süssholz   20g
– Maisbart   20g

1 bis 2 Esslöffel pro Tasse. 2 Minuten kochen und 10 Minuten ziehen lassen. 3 Tassen pro Tag.

Wacholderbeeren-Kur
Wacholderbeeren besitzen eine stark harntreibende und reinigende Wirkung.

Kur von 22 Tagen, wiederholen
Die getrockneten Beeren wie Bonbons kauen.

1. Tag: 5 Beeren; 2.Tag: 6 Beeren, allmählich steigern bis zum 11. Tag: 15 Beeren. Anschliessend   103

jeden Tag 1 Beere weniger bis zum 22. Tag.

Wacholder reizt die Nieren und darf bei entzündlichen Nierenerkrankungen nicht eingenommen werden.

Im Handel werden weitere harntreibende Pflanzenmischungen in Form von Tee, Tinktur und Tabletten angeboten. Diese Präparate sind gewöhnlich sehr wirksam und können empfohlen werden.

b) Die Haut

Am einfachsten und besten schwitzen wir bei körperlicher Anstrengung – nicht nur, weil bei intensiver Bewegung die Körpertemperatur ansteigt und damit ein starkes Schwitzen auslöst, sondern auch, weil die Bewegung den Blutkreislauf ankurbelt. In der Tiefe liegende Abfallprodukte, unter anderem auch Säuren, werden aus dem Gewebe gelöst und den Ausscheidungsorganen zugeführt. Der Schweiss enthält danach wesentlich mehr Abfallstoffe als nach passivem Schwitzen wie heissen Bädern oder einem Saunabesuch.

Heisse Bäder und bis zu einem gewissen Grad auch die Sauna besitzen jedoch den Vorteil, dass sie auch jenen Patienten offenstehen, die keinen Sport betreiben können. Da heisse oder «aufsteigende» Bäder ein ausgezeichnetes Mittel sind, die Haut im Schwitzen und Ausscheiden zu trainieren, befassen wir uns auf den folgenden Seiten eingehend mit der Anwendung dieser Heilmethode. Es handelt sich dabei um einen Auszug aus dem

Buch «Manuel de détoxication – Santé et vitalité par l'élimination des toxines» (S. 148-153), das bei Editions Jouvence erschienen ist:

Das aufsteigende Bad
Das aufsteigende Bad ist, zusammen mit dem Fasten, ein besonders wirksames Heilverfahren, um tiefsitzende Abfallstoffe, die das organische Milieu belasten, zu lösen und saure und andere Toxine aus dem Körper zu entfernen. Es ist jedermann zugänglich und leicht anzuwenden.

Vorgehen
Wir steigen in ein Bad von 37 Grad Celsius. Anschliessend wird die Temperatur durch Zugabe von warmem Wasser bis zur Toleranzschwelle gesteigert, das heisst bis zu jenem Punkt, an dem wir das Bad nicht als unangenehm heiss, sondern als zwar sehr warm, aber wohltuend empfinden. Ziel ist nicht die höchstmögliche, sondern jene hohe Temperatur, die ein Verweilen über eine gute Viertelstunde ermöglicht. Sie beträgt am Schluss je nach Empfindlichkeit des Patienten 39 bis höchstens 42 Grad Celsius.

Das aufsteigende Bad soll dem Körper möglichst viel Wärme zuführen. Wer hohe Temperaturen schlecht erträgt, kann diesen Mangel durch eine längere Badedauer wettmachen.

Wichtig dabei ist, dass sich der Organismus allmählich an das aufsteigende Bad gewöhnen kann: Badetemperatur und -dauer sind über mehrere Wochen hinweg zu steigern, bis das persönliche Maximum erreicht ist. Ein kühles Tuch auf der

Stirn beugt einem dumpfen Gefühl im Kopf vor.

Man soll nicht plötzlich ins heisse Wasser steigen, auch dann nicht, wenn man glaubt, dies gut zu ertragen. Der Organismus wird sich gegen diesen Hitzeschock zur Wehr setzen und sofort die Poren schliessen. Sie öffnen sich erst nach und nach wieder, so dass ein guter Teil der erhofften Wirkung verloren geht.

Nach dem Bad steigt man vorsichtig aus dem Wasser, wickelt sich in ein Badetuch und legt sich für eine halbe Stunde unter einer Decke zur Ruhe, damit der Körper den Schwitzprozess beenden und sein Gleichgewicht wiederfinden kann.

Dieses Bad kann je nach Vitalität während 2 bis 3 Wochen täglich oder über einen Zeitraum von mehreren Monaten jeden zweiten Tag genommen werden. Vorteilhaft ist der Abend, da das Bad den Organismus entspannt und schlaffördernd wirkt.

Wirkung
Im heissen Wasser erwärmt sich der Körper sehr schnell. Mit einem Thermometer im Mund lässt sich dieser Temperaturanstieg leicht kontrollieren. Das aufsteigende Bad löst somit ein künstliches Fieber aus, das sich genau gleich auswirkt wie natürliches Fieber.

Erinnern wir uns: Das Fieber ist ein Schutzmechanismus, der es dem Körper erlaubt, die Stoffwechsel- und Austauschvorgänge zu beschleunigen und überflüssige Abfallprodukte zu verbrennen. Fieber ist also eine wirksame Verteidigung des Organismus, um die Körpersäfte wieder ins Gleichgewicht zu bringen. Gäbe es das Fieber nicht, würde unser Körper unweigerlich mit Abfallprodukten überschwemmt, ohne in einer grossangelegten Reinigungsaktion versäumte «Aufräumarbeiten» nachholen zu können.

Wird das aufsteigende Bad kurmässig genommen, kommen wir solchen Versäumnissen zuvor: Wir gleichen das Körpermilieu aus, bevor uns der Organismus die Rechnung in Form von Krankheiten präsentiert.

Bei den durch das Fieber intensivierten Verbrennungsvorgängen werden die Abfallprodukte (einschliesslich der Säuren), die sich überall im Organismus befinden, abgebaut und in energiespendende Substanzen umgewandelt: Es kommt zu einer Verbrennung der nicht im Umlauf befindlichen, in der Tiefe abgelagerten Toxine.

Nun sind diese Toxine leider nicht nur tief im Gewebe abgelagert, sondern sie sind oft auch zu gross, um auf normalem Weg ausgeschieden zu werden. Die Fieberhitze vermag diese grossen Toxine in kleinere Teile aufzuspalten und zur Ausscheidung vorzubereiten.

Natürlich wird der Körper durch das heisse Wasser in seinem normalen Wärmehaushalt gestört. Um dieses Gleichgewicht wieder herzustellen, greift er zu drei Massnahmen, die alle der Lösung und Ausscheidung von Abfallprodukten zugute kommen:

a) *Die Gefässe erweitern sich:* Der Körper öffnet sich nach aussen, um möglichst wenig Wärme zu stauen. Diese Gefässerweiterung findet vor allem in den Kapillaren statt, die bei der Flüssigkeitsversorgung in der Tiefe des Gewebes eine entscheidende Rolle spielen.

Wenn sich die Kapillaren erweitern, wird die Austauschfläche zwischen Zellgewebe und Blutkreislauf vergrössert, so dass die im Zellgewebe befindlichen Toxine besser abgebaut und abtransportiert werden können. Zudem wird in Bereichen, die durch Toxinansammlungen und mangelhafte Kapillartätigkeit schlecht durchblutet und daher ausgetrocknet und verstopft sind, die Blutzirkulation deutlich verbessert.

Geschlossene, verengte und nicht durchgängige Kapillaren versperren den tiefsitzenden Toxinen den Weg nach aussen. Das aufsteigende Bad erweitert die Kapillaren und gibt damit den Weg frei für die abgelagerten Toxine. Diese steigen aus der Gewebetiefe auf, werden vom Blutkreislauf aufgenommen und den Ausscheidungsorganen zugeführt. Die Kapillaren unterziehen sich buchstäblich einer Heilgymnastik. Regelmässige Bäder verbessern die Kapillartätigkeit beträchtlich, wovon der ganze Organismus profitiert.

b) *Die Blutzirkulation wird beschleunigt,* damit das Blut nicht zu lange mit der Wärmequelle in Berührung bleibt und frisches Blut das überhitzte Gewebe kühlt. Gleichzeitig schwemmt das rascher fliessende Blut die an den Gefässwänden abgelagerten Abfallprodukte mit sich fort und transportiert sie zu den Ausscheidungsorganen. Auch der

Lymphfluss wird angeregt, der durch seine langsame Bewegung nur ein sehr verzögertes Ausscheiden von Toxinen ermöglicht.

c) *Die Haut beginnt zu schwitzen,* um durch Verdunstung des Schweisses auf der Hautoberfläche überflüssige Hitze abzuführen. Das Schwitzen beginnt bereits im Bad und hält anschliessend rund 10 Minuten an. Dabei werden ebenfalls Säuren ausgeschieden.

Anmerkungen
Übertreibt man mit den Bädern (zu heiss und zu oft), werden innert kürzester Zeit grosse Mengen abgelagerter Toxine frei (Reinigungskrise). Sie geraten zu rasch in die Blutbahn und können, zusammen mit den ohnehin im Kreislauf befindlichen Toxinen, die Ausscheidungsorgane überfordern. Das Ergebnis sind höchst unangenehme Begleiterscheinungen wie Kopfschmerzen oder Übelkeit. Derartige Komplikationen sind vermeidbar, wenn wir langsam vorgehen und vor einer intensiven Kur mit aufsteigenden Bädern den Organismus von den bereits zirkulierenden Toxinen befreien.

Das aufsteigende Bad wirkt in erster Linie durch Wärmezufuhr; wir können jedoch von den offenen Poren zusätzlich profitieren, wenn wir dem Bad Medizinalpflanzen hinzufügen.

Schweisstreibende Kräutertees, vor oder nach dem Bad genossen, unterstützen die Wirkung ebenfalls, desgleichen eine Reibmassage.

109

Gegen das aufsteigende Bad werden gelegentlich folgende *Einwände* vorgebracht:

– Das Bad soll schlecht für das Herz sein! Es stimmt zwar, dass das Herz während des Bades mehr leisten muss. Es ist jedoch, wie jeder andere Muskel auch, dieser Mehrbelastung durchaus gewachsen, wenn die Anforderungen allmählich gesteigert werden.

– Das Bad soll die Gewebeelastizität herabsetzen! (Hautstreifen, Hängebrust usw.) Bestimmte Personen neigen tatsächlich dazu. In diesem Falle sollte mit der Badedauer und -häufigkeit Mass gehalten und das Bad oder die anschliessende Ruhephase mit einer kalten Dusche beendet werden. Dies festigt das Gewebe wieder.

– Das Bad soll schlecht für Krampfadern sein! Theoretisch stimmt dies nicht, im Gegenteil: Die Blutzirkulation wird angeregt, was Krampfadern im Prinzip günstig beeinflusst. In der Praxis trifft dies jedoch nicht immer zu. Man kann aber versuchen, die Beine nicht ins Wasser zu halten oder sie nach dem Bad mit sehr kaltem Wasser zu duschen. Ferner empfiehlt es sich, nach dem Bad stets mit hochgelagerten Beinen zu ruhen, damit das Blut nicht in die Beine fliesst. Sollten die Krampfadern trotz Vorsichtsmassnahmen zunehmen, muss man auf das aufsteigende Bad verzichten und sich auf die übrigen Heilmethoden beschränken.

Medizinalpflanzen und die Säureausscheidung über die Haut

Die Säureausscheidung über die Haut wird durch die Schweissdrüsen gesteuert. Diese lassen sich in ihrer Tätigkeit durch Heilpflanzen stimulieren. Schweisstreibende Pflanzen regen, wie ihr Name bereits sagt, die Schweissabsonderung an. Letztere wird in der Regel nur sichtbar, wenn der Körper gute Gründe fürs Schwitzen hat, zum Beispiel bei grosser Hitze oder körperlicher Anstrengung.

Die regelmässige Einnahme von schweisstreibenden Mitteln aus Medizinalpflanzen hilft jedoch verstopften Poren, sich von den Partikeln zu befreien und ihre Aufgabe besser zu erfüllen.

Die Präparate werden dreimal täglich eingenommen, die betreffenden Getränke möglichst warm getrunken. Wir können den Schwitzvorgang während und nach einem aufsteigenden Bad, dem Saunabesuch oder einer körperlichen Anstrengung unterstützen, wenn wir vorher oder nachher 1 bis 2 Tassen schweisstreibenden Tee trinken.

Schweisstreibende Medizinalpflanzen

Aufguss:

Holunder
Holunderblüten wirken schweiss- und harntreibend. Sie ergeben ein sehr angenehmes Getränk. – 1 Esslöffel Blüten pro Tasse, 10 Minuten ziehen lassen, 3 Tassen pro Tag.

111

Lindenblüten

Die Lindenblüte gehört zu den bekanntesten Heilpflanzen überhaupt und ist seit Jahrhunderten für ihre schweisstreibende und beruhigende Wirkung bekannt.

– gut eine Handvoll Blüten pro Tasse (15 bis 30 g auf 1 Liter Wasser), 10 Minuten ziehen lassen, 3 oder mehr Tassen pro Tag.

Abkochung:

Klette

Die Klette wirkt schweisstreibend und abführend und regt die Gallenabsonderung an. Sie wird oft bei Hautleiden eingesetzt.

– 40 g Wurzeln auf 1 Liter Wasser; 10 Minuten kochen lassen, 3 Tassen pro Tag.

Tinktur:

Acker-Stiefmütterchen

Diese Pflanze wirkt sich bei Hautkrankheiten sehr günstig aus. Sie besitzt nicht nur eine schweisstreibende, sondern auch eine allgemein reinigende Wirkung.

– 20 bis 50 Tropfen, in Wasser verdünnt, 3mal täglich vor den Mahlzeiten.

Klette

– 40 Tropfen, in Wasser verdünnt, 3mal täglich vor den Mahlzeiten.

Kräutertee:

– Lindenblüten	25 g
– Holunderblüten	30 g
– Borretsch	40 g

- Melisse   5 g
- Veilchen   5 g
1 Esslöffel pro Tasse, 10 Minuten ziehen lassen.

- Geissbart   20 g
- Schlehdorn   20 g
- Kamille   30 g
- Acker-Stiefmütterchen   30 g
- Primel   20 g
1 Esslöffel pro Tasse, 10 Minuten ziehen lassen.

Zusammenfassung:
Die Ausscheidung der im Körper angehäuften Säuren lässt sich durch folgende Massnahmen unterstützen:

1) *Eine gute und regelmässige Sauerstoffzufuhr durch körperliche Betätigung.*
2) *Die Einnahme von basischen Mineralstoffen als Nahrungsergänzung.*
3) *Die Ausscheidung von Säuren über Nieren und Haut.*

Die Remineralisierung des Körpers

Der übersäuerte Organismus leidet an einer Entmineralisierung – nicht etwa, weil die Ernährung zu wenig Mineralstoffe enthielte, sondern weil der Organismus immer wieder körpereigene Mineralstoffe mobilisieren muss, um mit dem Säureüberschuss fertigzuwerden. Remineralisierung bedeutet hier vor allem, den Abbau von

Mineralstoffreserven zu stoppen. Dazu muss die Säurezufuhr eingeschränkt und die im Körper bereits vorhandene Säure ausgeschieden werden.

Diese Massnahme allein reicht jedoch nicht aus, um das Problem zu lösen. Die vorhandenen Mineralien werden zwar nicht weiter abgebaut, die fehlenden aber auch nicht ersetzt. Oft ist der Verlust an Mineralstoffen im Gewebe so gravierend, dass der Mangel mit der Ernährung allein nicht behoben werden kann. Der Körper benutzt die mit der Nahrung eingenommenen Basen, um den Säureüberschuss zu regulieren, so dass für den Wiederaufbau der Mineralstoffreserven nur geringe Mengen übrigbleiben. So lässt sich wohl eine Besserung des Allgemeinzustandes, nicht aber eine grundlegende Remineralisierung des Organismus herbeiführen.

Damit der Körper den Mangel voll kompensieren kann, muss er abgesehen von einer mineralstoffreichen Ernährung zusätzlich Mineralien erhalten. Leicht verwertbare Mineralien und, da es sich um säureempfindliche Patienten handelt, basische Mineralien wirken sich besonders günstig aus. Damit kommen wir nochmals auf die *basischen Mineralsalze* zu sprechen, die wir bereits auf Seite 97ff behandelt haben.

Diese Mischungen enthalten Mineralien, die für den Körper leicht umzusetzen sind. Präparate auf Silizium- oder Phosphorbasis erfüllen diese Voraussetzung nicht: Sie enthalten Säure und stellen damit den säureempfindlichen Organismus genau vor jene Probleme, die er bekämpfen soll.

114

Präparate wie Gesteinsmehl (Kieselerde) und Pflanzen wie Schachtelhalm oder Hirse, die viel Kieselsäure enthalten, gelten als saure Produkte. Sie führen dem Organismus nur dann Mineralien zu, wenn der Stoffwechsel einwandfrei funktioniert. Bei Menschen mit einem gestörten Säure-Stoffwechsel jedoch tragen sie zur Übersäuerung bei und entziehen dem Organismus wertvolle Mineralien. Das heisst natürlich nicht, dass diese Patienten auf Silizium verzichten können – Silizium ist ein für den menschlichen Körper wichtiger Mineralstoff. Doch dürfen sie Silizium nicht isoliert oder in konzentrierter Form zu sich nehmen.

Für die Remineralisierung des Gewebes braucht es also die ausreichende Zufuhr von Mineralsubstanzen durch die Ernährung und mineralische Präparate. Die *optimale Versorgung* ist also von grosser Bedeutung. Wichtig ist jedoch auch, dass der Körper diese Substanzen aufnehmen und in sein Gewebe einbauen kann. Dieser Vorgang wird durch vier Faktoren unterstützt.

Faktoren, die die Mineralstoffaufnahme begünstigen

a) Eine angemessene Eiweisszufuhr

Die Mineralstoffe werden im Körpergewebe aufgefangen wie die Fische im Fangnetz. Dieser Vergleich stimmt mit den tatsächlichen Verhältnissen insofern überein, als die Grundstruktur des Körpergewebes aus Eiweiss besteht. Zu wenig 115

Eiweiss bedeutet eine fehlerhafte Konstruktion, so dass, um beim Netz zu bleiben, die Fische (Mineralien) mit einem löchrigen Netz (schlechte Konstruktion) gefangen werden müssen.

Da der Körper nur eine bestimmte Menge Eiweiss pro Kilo Körpergewicht aufnehmen kann, ist eine zu grosse Eiweisszufuhr nicht nur sinnlos, sondern sogar schädlich, weil sie zu Übersäuerung führen kann. Die Eiweisszufuhr muss auf die Bedürfnisse des Körpers abgestimmt sein und aus komplettem Eiweiss bestehen, das heisst aus Eiweiss, das alle essentiellen Aminosäuren enthält. Ein Eiweissmangel ist heute selten eine Frage der Quantität, sondern der Qualität.

Da wir im pflanzlichen Eiweiss nicht alle essentiellen Aminosäuren in ausreichender Menge vorfinden, muss der Eiweissbedarf auch mit tierischem Eiweiss gedeckt werden, wobei Milchprodukte und Eier dem Fleisch vorzuziehen sind. Milchprodukte enthalten nicht nur alle für den Organismus notwendigen Proteine; sie sind auch weniger säurebildend als Fleisch und wesentlich reicher an Mineralien. Fleisch weist kaum Mineralstoffe und überhaupt kein Vitamin D auf.

b) Vitamin D
Die Wichtigkeit von Vitamin D für den menschlichen Organismus ist allgemein bekannt, nämlich die Fixierung des Calciums in den Knochen. In gewissen Fällen kann sich das Vitamin D auf die Remineralisierung des Körpers günstig auswirken. Vitamin D kommt hauptsächlich in Lebertran (Kabeljau, Heilbutt, Thunfisch) vor,

ferner in Heringen, Ölsardinen, Eiern, Käse und Butter. Fachgeschäfte führen Kapseln mit Heilbutt-Lebertran.

Vitamin D ist eines der wenigen Vitamine, das der Körper selbst bilden kann, und zwar über die Sonnenbestrahlung der Haut.

c) Ausreichende Sonnenbestrahlung

Unter der Einwirkung der Ultraviolett-Strahlen der Sonne wird aus einem Cholesterinol-Derivat in den tieferen Schichten unserer Haut Vitamin D gebildet. In sonnigen Gebieten decken wir unseren Bedarf an Vitamin D weitgehend durch diesen Vorgang und nur zu einem geringen Teil durch die Ernährung. In den Polarregionen verhält es sich umgekehrt. Eine vernünftige und regelmässige Sonnenbestrahlung trägt somit zur Remineralisierung bei.

d) Körperliche Aktivität

Die Erfahrung hat gezeigt, dass sich körperliche Aktivität auf die Remineralisierung günstig auswirkt. Wir brauchen nur das feste, kräftige Körpergewebe des Arbeiters mit dem weichen, kraftlosen Körpergewebe zu vergleichen, das bei anhaltend sitzender Lebensweise entsteht.

Die bei körperlich aktiven Menschen bessere Mineralstoffversorgung beruht auf der Tatsache, dass vermehrte Bewegung den Blutkreislauf und damit auch die Zelltätigkeit anregt.

Die Remineralisierung des Organismus wird erreicht durch:
– die Ernährung
– die Einnahme von basischen Mineralstoffpräparaten

Sie wird ferner begünstigt durch:
– eine angemessene Eiweisszufuhr
– Vitamin D
– Sonnenbestrahlung
– körperliche Aktivität

Anhang

Anhang A

Symptome der Übersäuerung

(Siehe auch Kapitel 4, S. 37 ff.)

Die Krankheitssymptome, die eine Übersäuerung des Milieus anzeigen, sind auf den folgenden Seiten nach Körperregionen und Organen zusammengestellt. Es ist festzuhalten, dass nicht nur die Übersäuerung als auslösender Faktor der erwähnten Beschwerden in Frage kommt. Eine gesundheitliche Störung kann die verschiedensten Ursachen haben. Zahnfleischblutungen zum Beispiel können sowohl aufgrund eines Vitamin C-Mangels wie auch schlechter Mundhygiene oder einer Zahnfleischerkrankung entstehen – die ihrerseits möglicherweise auf einem Säureüberschuss beruht.

Bei Personen mit einem gestörten Säurestoffwechsel treten im Verlauf der Jahre oft mehrere dieser Symptome gleichzeitig oder nacheinander auf.

Allgemeinbefinden

Energiemangel – ständige Müdigkeit – verminderte Aktivität – körperliche und geistige Antriebsschwäche – rasche Ermüdbarkeit – übermässig lange Erholungsphase nach einer Anstren- 119

gung – schwere Glieder – häufiges, starkes Herzklopfen – plötzliche Schwäche nach dem Verzehr saurer Speisen.
Tiefere Körpertemperatur – intensives Kältegefühl im Körperinneren – Kälteempfindlichkeit. Verlust an spezifischem Gewicht aufgrund eines niedrigeren Calciumgehalts der Knochen. Erhöhte Infektionsanfälligkeit aufgrund geringer Widerstandskraft.

Gemütsverfassung
Antriebsschwäche – Mangel an Schwung und Lebensfreude. Traurigkeit – trübe Gedanken – depressive Verstimmungen. Reizbarkeit – nervlich geringe Belastbarkeit. Nervosität – innere Unruhe – Überempfindsamkeit. Schreckhaftigkeit.

Kopf
Sehr blasse Gesichtsfarbe (aufgrund zusammengezogener Kapillaren) – Kopfschmerzen – tränende, empfindliche Augen – Bindehautentzündung – Hornhautentzündung – Lidrandentzündung.

Mund
Saurer Speichel – Zahnfleischschwund – entzündetes, empfindliches Zahnfleisch – Aphten – Hautrisse im Mundwinkel – Reizung von Mandeln und Rachen, die zu wiederholten Entzündungen der entsprechenden Schleimhaut führen.

Zähne
Empfindliche Reaktion der Zähne auf kalte, heisse und saure Speisen. Zahnkaries – Zahnzerfall – wandernde Zahnneuralgien.

Säure greift die Zähne von aussen (über saure Speisen und sauren Speichel) und von innen (übersäuertes Blut) an.

Magen
Überproduktion an Magensäure – saures Aufstossen – Magenkrämpfe und Magenschmerzen – Magenschleimhautentzündung – Magengeschwür.

Darm
Darmkrämpfe bei plötzlicher Freisetzung von Säuren – Brennen beim Stuhlgang – Neigung zu Darminfektionen – Entfärbung des Stuhls infolge Leberschwäche.

Nieren – Blase
Übersäuerter Urin – Reizungen und Brennen in Blase und Harnröhre – übermässig grosse Harnmenge infolge einer Nierenschwäche – Nieren- und Blasensteine.

Atemwege
Tropfende Nase – überempfindliche Reaktion der Atemwege auf Kälte – häufige Erkältungen und Bronchitiden – Nebenhöhlenentzündungen – Angina – vergrösserte Mandeln – Polypen – Allergien – rauher Hals und Reizhusten.

Haut
Übersäuerter Schweiss – trockene Haut – Rötungen an stark schwitzenden Hautstellen (Hautfalten, Gürtelregion, unter Uhrarmband und Ringen, die übrigens schwarz anlaufen) oder rund um die

Körperöffnungen (Augen, Mund, Anus, Scham). Rissige Haut zwischen den Fingern und am Nagelbett. Pilzerkrankungen – Nesselfieber – Juckreiz und Hautausschläge – Pickel – verschiedene Exzeme.

Nägel
Die Nägel werden dünner und weicher, sie spalten leicht und brechen ab. Rillen und weisse Flecken.

Muskeln
Krämpfe und Spasmen – Neigung zu Lumbago (Hexenschuss) und Torticollis (steifer Hals).

Knochen und Gelenke
Abbau von Mineralstoffen im Skelett: Osteoporose (Poröswerden von Knochen) – Osteomalazie (Knochenerweichung) – Rachitis. Wiederholte Knochenbrüche (Schenkelhalsbruch...), verzögerte Heilungstendenz nach Brüchen. Gelenkknacken – überdehnte Bänder – Wirbelblockierungen – Rheuma – Arthrose – Arthritis – Ischias – Wirbelverschiebung – Diskushernie (Bandscheibenvorfall) – usw. Entzündungen und Sklerose von Gelenkbändern. Wandernde Gelenkschmerzen.

Blutkreislauf
Zu niedriger Blutdruck – schlechte Blutzirkulation – Kälteempfindlichkeit. Neigung zu Blutarmut und Blutungen – Frostbeulen.

Endokrine Drüsen
Verminderte Produktion und Sekretion der Drüsen im allgemeinen – Überfunktion der Schilddrüse.

Geschlechtsorgane

Entzündungen der Geschlechtsorgane (Juckreiz, Rötungen, Entzündung von Gebärmutter und Scham).

Nervensystem

Erhöhte Schmerzempfindlichkeit – hartnäckige oder wandernde Neuralgien – Schlaflosigkeit.

Anhang B

Säurebildende Speisen

(Siehe auch Kapitel 7, S. 70 ff.)

- Fleisch, Geflügel, Wurstwaren, Fleischextrakt, Fisch
- Eier
- Käse (rezente Sorten produzieren mehr Säure als milde)
- tierisches Fett
- Pflanzenöl, vor allem Erdnussöl sowie gehärtetes oder raffiniertes Öl
- Getreide (auch Vollkorngetreide): Weizen, Hafer, usw., vor allem Hirse
- Brot, Teigwaren, Flocken und andere Nahrungsmittel auf Getreidebasis, vor allem, wenn raffiniert
- Hülsenfrüchte: Erdnüsse, Sojabohnen (die Meinungen sind hier widersprüchlich), weisse Bohnen, Saubohnen usw.
- raffinierter weisser Zucker
- Süssigkeiten: Sirup, Limonaden, Kleingebäck und süsses Gebäck generell, Eiscreme/Glace, 123

Schokolade, Bonbons, Konfitüre/Marmelade, kandierte Früchte usw.
- Ölfrüchte: Walnüsse/Baumnüsse, Haselnüsse usw. (ausgenommen Mandeln)
- Kaffee, Tee, Kakao, Wein, Spirituosen

Anhang C

Saure Speisen

(Siehe auch Kapitel 7, S. 74 ff.)
- Industriell hergestellte, gesüsste Getränke: Limonaden und Getränke auf Colabasis
- mehrere Stunden alte Molke: Joghurt, Sauermilch, Kefir, schlecht abgetropfter Weisskäse usw.
- unreife Früchte (je unreifer die Frucht, desto saurer ist sie)
- saure Früchte:
  * Beeren: Stachelbeeren, Johannisbeeren, Himbeeren usw.
  * Zitrusfrüchte: Zitrone, Mandarine, Nektarine, Clementine, Grapefruit, Apfelsine/Orange usw.
  * Bestimmte Sorten Äpfel (Glockenäpfel), Kirschen (Weichselkirschen), Zwetschgen, Aprikosen usw.
- zu viel süsse Früchte
- saures Gemüse: Tomaten, Rhabarber, Sauerampfer, Kresse
- Sauerkraut
- Fruchtsäfte (vor allem Zitronensaft, zum Beispiel in der Salatsauce!)
- Honig
124 - Essig

Anhang D

Basische oder basenbildende Speisen

(Siehe auch Kapitel 7, S. 80 ff.)

- Kartoffeln
- grünes Gemüse, gekocht und roh: Blattsalat, Lattich, grüne Bohnen (nur gekocht), Kohl usw.
- farbiges Gemüse: Karotten, Randen/rote Bete usw.(ausgenommen Tomaten)
- Mais (ganze Körner wie auch Griess)
- Milch (flüssig oder in Pulverform), gut abgetropfter Quark, Rahm/Sahne
- frische Molke
- aus frischer Molke hergestelles Molkenpulver
- Bananen
- Mandeln, Paranüsse
- Kastanien
- Dörrfrüchte in kleinen Mengen (ausgenommen Aprikosen)
- die meisten Mineralwasser
- Getränke auf der Basis von Mandeln

Anhang E

Ersatzmöglichkeiten für saure Speisen

(Siehe auch Kapitel 8, S. 87 ff.)

Saure oder säurebildende Speisen lassen sich durch folgende Produkte ersetzen:

Saure oder säurebildende Speisen	Weniger saure oder basische Speisen
– Kaffee, Milchkaffee, Schwarztee	Diätkaffee oder geröstetes Getreide, Malzgetränk, Kräutertee
– Fruchsaft, Zitronenwasser, industriell hergestellte Getränke	Wasser, Milch, Getränk auf Mandelbasis, Gemüsesäfte
– Wein, Alkohol	Wasser oder sonstiges Getränk, siehe oben
– weisser oder brauner Zucker	Vollrohrzucker (z.B. Sucanat, Ahornsirup, Rübensirup)
– Marmelade/Konfitüre, Honig	Birnen- oder Dattelkonzentrat, Mandelmasse oder rezente Produkte
– Schokolade, Bonbons, Konfekt, Kekse	Dörrfrüchte: Datteln, Rosinen, Pflaumen, Feigen … und Mandeln
– Walnüsse, Haselnüsse, Pistazien, Erdnüsse	Mandeln, Paranüsse
– Getreide: Weizen, Hafer, Hirse, Brot, Flocken	Kartoffeln, Kastanien, Mais
– Weissbrot, Halbweissbrot	Vollkornbrot

– Hülsenfrüchte: Saubohnen, weisse Bohnen	grüne Bohnen, Kartoffeln, Kastanien, Mais
– Fleisch, Fisch, Geflügel	Milchprodukte
– Pflanzenöl, raffiniert	Pflanzenöl, kalt- und schonend gepresst
– tierisches Kochfett: Butter, Schmalz, Talg	Pflanzenöl
– Fleischbrühe	Gemüsebrühe
– Molke oder Nahrungsmittel mit einem hohen Molkeanteil: Joghurt, Kefir, Sauermilch, schlecht abgetropfter Weisskäse	Quark, gut abgetropfter Weisskäse
– saure Früchte, Beeren: Johannisbeeren, Erdbeeren, Himbeeren. Zitrusfrüchte: Zitrone, Apfelsine/Orange, Clementine, Grapefruit	Bananen, Melonen, süsse und reife Birnen, Pfirsiche und Äpfel
– saure Gemüsesorten: Tomate, Sauerampfer, Kresse	grünes oder farbiges Gemüse: Möhre/Karotte, Fenchel, Sellerie, rote Bete/Randen, Kürbis, Zucchini usw.
– Essig oder Zitronensaft (Salatsauce)	Gemüsesaft

– Birchermüesli	Quark und reife süsse Früchte oder Dörrfrüchte, Mandeln, Weizenkeime (keine Weizenflocken)
– Tomatensauce zu Teigwaren	Reibkäse oder weisse Sauce

Anhang F

Fruchtverzehr und Säure

(Siehe auch Kapitel 7, S. 75 ff)

Da die Säurebildung der Früchte immer wieder Anlass zu Diskussionen gibt, möchten wir hier einen Text des erfahrenen französischen Naturheilpraktikers *Robert Masson* vorstellen, der das Problem der Säure in bezug auf Früchte auf klare und verständliche Weise darlegt. Es handelt sich um einen Auszug aus dem Buch *«Soignez-vous par la nature – traité de naturopathie pratique»,* (Verlag Albin Michel, Paris, 1977, Seite 161 und folgende), in dem Robert Masson zwanzig Jahre Erfahrung auf diesem Gebiet folgendermassen zusammenfasst:

Die Problematik der Früchte in unserer Ernährung

Der Mensch ist bekanntlich frugivor. Die Früchte führen unserem Organismus Vitaminkomplexe, Spurenelemente, Mineralstoffe, kohlenhydratspaltende Enzyme, Aromen, Fruchtzucker und wenig Eiweiss zu.

Paradoxerweise wirft gerade dieses für den Menschen besonders wichtige Nahrungsmittel mancherlei Fragen auf und zwingt uns zur Vorsicht – vergleichbar mit einem glitzernden Juwel, das müde Augen blenden kann. Wieviele Früchte wir vertragen, wird vor allem durch drei Faktoren beeinflusst: von der Vitalität, vom Klima und vom Zeitpunkt des Verzehrs.

Die Vitalität

Das Gesetz von Masson über die Vitalisierung oder Devitalisierung durch Früchte:

Je nach Vitalität und konsumierter Menge löst die Fruchtsäure im Organismus zwei unterschiedliche Reaktionen aus:

**– Ausreichende Vitalität,
je nach konsumierter Menge:**
Umwandlung der verschiedenen Fruchtsäuren wie Wein-, Apfel-, Zitronen-, Sorbin-, Milch- oder Chinasäure in Kohlendioxid und Wasser. Dabei werden Mineralstoffe, Spurenelemente, Vitamine, Aromen, Diastasen, Fruchtzucker und andere Nährstoffe freigesetzt, *so dass der Körper durch die Früchte vitalisiert wird.*

**– Unzureichende Vitalität,
je nach konsumierter Menge:**
Die verschiedenen Säuren wie Zitronen-, Apfel-, Wein- oder Milchsäure können nicht vollständig zu Kohlendioxid und Wasser oxidiert werden. Der Organismus muss somit körpereigene Kalzium-, 129

Magnesium- und Natriumkarbonate «hergeben», um die *nicht oxidierte* Fruchtsäure zu neutralisieren.

In diesem Fall kommt es zu einer Devitalisierung und Demineralisierung des Organismus.

Folgende Symptome weisen auf eine Devitalisierung hin:
– trockene Haut mit Neigung zu Rissen und Schrunden
– überempfindliche, durch Kälte leicht reizbare Schleimhaut der Atemwege
– unter Kälteeinwirkung nach kurzer Zeit tropfende Nase oder tränende Augen
– farbloser Stuhl 6 bis 24 Stunden nach übermässigem Früchtekonsum
– Brennen beim Harnlassen 6 bis 24 Stunden nach übermässigem Früchtekonsum
– Aphten oder Störungen der Zungenpapillen 6 bis 24 Stunden nach übermässigem Früchtekonsum
– unangenehme oder schmerzhafte Empfindung in den Zähnen beim Früchteverzehr
– Kälteempfindlichkeit, Nervosität, Schlaflosigkeit
– abbrechende Nägel, empfindliche Knochen
– zu niedriger Blutdruck, allgemeine Leistungsschwäche
– Muskelkrämpfe, Verspannungen
– plötzliche Ermüdung rund eine Stunde nach Früchteverzehr
– deutlicher Rückgang der sexuellen Lust
– Verminderung der Sexualkraft
– chronische Müdigkeit
– usw.

Wir unterscheiden grob zwischen drei Vitaltypen:

- Der *ausgeprägt vitale Typ* kann eine grosse Menge an Früchten zu sich nehmen; Anstrengungen, Hitze und Kälte machen ihm nichts aus.
- Der *normal vitale Typ* kann eine durchschnittliche Menge an Früchten konsumieren; Anstrengungen, Hitze und Kälte erträgt er normalerweise gut.
- Der *gering vitale Typ* kann nur kleine Mengen an Früchten geniessen; Anstrengungen, Hitze und Kälte machen ihm häufig zu schaffen.

Das Klima

Je wärmer das Klima oder die Jahreszeit, desto besser werden Früchte vertragen.

Ein normal vitaler Typ kann bei 40 Grad Celsius im Schatten 1 bis 3 kg Früchte pro Tag konsumieren, bei 10 Grad unter Null höchstens 30 bis 100 g pro Tag.

Dieser grosse Unterschied beruht auf der Tatsache, dass der Organismus die Wein-, Apfel-, Zitronen-, Sorbin- und Milchsäure von Früchten bei höheren Temperaturen leichter neutralisiert als bei niedrigen.

Natürlich wurden hier etwas überzeichnete Beispiele herangezogen, um die Problematik verständlicher zu machen.

Halten wir uns der Einfachheit halber an die Grundregel, dass Früchte beim Afrikaner vitalisierend, beim Eskimo jedoch devitalisierend wirken.

Der Zeitpunkt des Verzehrs

Entgegen dem arabischen Sprichwort, dass «die Orange am Morgen aus Gold, am Mittag aus Silber und am Abend aus Blei» ist, lässt sich bei den meisten Menschen eine bessere Verträglichkeit beobachten, je später am Tag die Früchte konsumiert werden.

Früchte am Morgen können besonders dann, wenn sie allein gegessen werden, die Gesundheit mancher Leute ruinieren.

Am Morgen arbeitet das Herz langsamer, der Blutkreislauf ist träge, die Oxidationsvorgänge in den Zellen sind gebremst und die neuroendokrinen Mechanismen verzögert: *Der gesamte Organismus funktioniert sozusagen in Zeitlupe.*

Werden dieselben Früchte jedoch – ebenfalls ohne Zutaten und in einer auf den Vitaltyp abgestimmten Menge – um 17 Uhr genossen, wenn Blutkreislauf, Oxidation und neuroendokrine Vorgänge in «Hochform» sind, führt ihr Verzehr kaum zu Problemen.

Im folgenden geben wir einen schematischen Überblick über die Auswirkungen des morgendlichen Früchtekonsums je nach Vitaltyp, wobei zu beachten ist, dass die Schädlichkeit mit dem steigenden Säuregehalt der Frucht zunimmt:

Früchte am Morgen   *Warmes Klima*
* Ausgeprägt vitaler Typ   Gesundheit
* Normal vitaler Typ   Gesundheit
* Gering vitaler Typ   wahrscheinlich
Gesundheit, bei sehr
geringer Vitalität even-
tuell Müdigkeit

Früchte am Morgen   *Gemässigtes Klima*
* Ausgeprägt vitaler Typ   wahrscheinlich
Gesundheit
* Normal vitaler Typ   geschwächte Antriebs-
kraft, geringere
Widerstandskraft
gegenüber Kälte und
Anstrengung, vermin-
derte Sexualkraft
* Gering vitaler Typ   ausgeprägte Antriebs-
schwäche, deutlich
geringere Wider-
standskraft gegenüber
Kälte und Anstrengun-
gen, Rückgang der
Sexualkraft, Nervosi-
tät, Neigung zu Haut-
rissen und -schrunden,
Erkältungen und
Bronchitiden

Früchte am Morgen   *Kaltes Klima*
* Ausgeprägt vitaler Typ   Geringere Verträglich-
keit von Kälte und
Anstrengungen,
Antriebsschwäche und
geringere Sexualkraft,   133

* Normal vitaler Typ	Neigung zu Schrunden, Katarrh, Bronchitiden und Nebenhöhlenentzündungen Ausgeprägter Rückgang der Sexualkraft, ausgeprägte Kälteempfindlichkeit und Nervosität, niedriger Blutdruck, Neigung zu Demineralisation, schwerer Bronchitis und, auf lange Sicht, zu Tuberkulose
* Gering vitaler Typ	Verschwinden der Sexualkraft, extreme Kälteempfindlichkeit und Nervosität, Zittern, Nervenzusammenbruch, Ohnmacht und, auf mittlere Sicht, Tuberkulose

Anhang G

Purintabelle

(siehe auch Kapitel 7, S. 72)

Beim Abbau der Purine entsteht als Endprodukt Harnsäure, eine für den menschlichen Körper besonders problematische Substanz. In der Tabelle von Dr. Möller – Sie finden sie auf einer der nächsten Seite – sind eine Reihe von pflanzlichen und tierischen Nahrungsmitteln nach ihrem Puringehalt zusammengestellt. Die Aufstellung erfolgt nach sinkenden Werten, so dass besonders schädliche Speisen mit hohem Puringehalt leicht erkannt und vermieden werden können.

Dabei fällt auf, dass fast alle Lebensmittel Purin enthalten. Es geht also keineswegs darum, auf all diese Speisen zu verzichten. Entscheidend ist lediglich die Purinmenge. Die paar Milligramm Purin der Kartoffel zum Beispiel werden durch den Reichtum an anderen Substanzen bei weitem aufgewogen. Die hohe Purinkonzentration der oben auf der Liste stehenden Lebensmittel hingegen wird durch den geringen Nährgehalt dieser Produkte nicht wettgemacht.

Puringehalt

Tierisches Nahrungsmittel 100 g ergeben Purin in Milligramm		*Pflanzliches Nahrungsmittel* 100 g ergeben Purin in Milligramm	
Fleischextrakt	3068	Schwarztee	2800
Kalbsbries/ Kalbsmilken	1050	Colanuss	2200
		Kakaopulver	1880
Ölsardinen	315	gerösteter Kaffee	1160
Kabeljau	265	Schokolade	620
Leber	244	Linsen	142
Nieren	210	Hafergrütze	79
Rindfleisch	155	grüne Erbsen	71
Taube	152	Spinat	52

Seezunge	136	Spargeln	5
Lunge	136	weisse Bohnen	45
Truthahn	131	Schwarzbrot	37
Schweinefleisch	108	Kohlrabi	29
Hase	100	Morcheln	29
Kalbfleisch	100	Blumenkohl	21
Gans	87	Weissbrot	21
Huhn	76	Radieschen	13
Schinken	66	Champignons	13
Lachs	63	Maismehl	11
Hummer	58	Salat	8
Käse	58	Rot- oder Grünkohl	5
Weisskäse	1	Möhren/Karotten	5
Kuhmilch	0,5	Kartoffeln	3
		grüne Bohnen	Spuren

Anhang H

Tabelle: pH-Wert des Urins

(Siehe auch Kapitel 5, S. 47)

Tragen Sie das Datum und den pH-Wert des Urins unmittelbar nach dem Test in das entsprechende Kästchen ein. Für die Rubrik «Morgen» ist der *zweite Morgenurin* zu untersuchen. Sie können die Auswertung der Ergebnisse verbessern, indem Sie besondere Vorkommnisse, die mit einer Veränderung des pH-Werts im Zusammenhang stehen, in Stichworten notieren. Zum Beispiel: Sport, üppige Mahlzeit, Ärger im Beruf, Fasten, Reise, Medikament usw.

Datum						
Morgen						
Mittag						
Abend						

Datum						
Morgen						
Mittag						
Abend						

Anhang I

Basenmischungen

Basische Mineralsalze oder Basenmischungen sind bei der Behandlung der Übersäuerung von unschätzbarem Wert. Wie funktionieren diese Präparate?

Für die Qualität einer Basenmischung sind folgende drei Punkte massgebend: die Wahl der Wirkstoffe, die Form der Wirkstoffe und das Mischverhältnis der Wirkstoffe im Präparat. 137

1. Die Wahl der Wirkstoffe

Um den Sachverhalt zu konkretisieren, stellen wir zwei verschiedene, empfehlenswerte Präparate einander gegenüber. Produkt 1 empfiehlt sich bei leichter Übersäuberung, Produkt 2 bei starker Übersäuerung. Produkt 2 hat einen höheren Anteil an basenüberschüssigen Mineralstoffen, was zu einer rascheren Wirkung führt.

Nimbasit (1)	*Erbasit (2)*
Kalziumzitrat	Kalziumzitrat
Kaliumzitrat	Kaliumzitrat
Natriumzitrat	Natriumzitrat
Magnesiumzitrat	Magnesiumzitrat
Eisenzitrat	Eisenzitrat
Manganzitrat	Manganzitrat
	Kieselsäure
Molke	Laktosepulver
Fruchtpulver	Fruchtpulver
	Brennesselpulver, Holunder-, Linden-, Fenchel-, Kamille- und Ringelblumenpulver

Bei den Mineralstoffen handelt es sich um Basen, ausgenommen die Kieselsäure im Produkt 2, auf die wir später zurückkommen werden.

Kalzium ist der im Organismus am stärksten vertretene basische Mineralstoff. Er macht in einem 70 kg schweren Körper 1000 bis 1100 g aus, gefolgt von Kalium (189 g), Natrium (126 g), Magnesium (30 g) und Eisen (3,6 bis 4,5 g). Mangan ist bezüglich Menge unbedeutend; der Körper enthält rund 10 bis 20 g Mangan. Dass es dennoch in Basenschmischungen enthalten ist, hat zwei Gründe: erstens handelt es sich um eine Base, und zweitens spielt es als Katalysator eine zentrale Rolle. Zahlreiche Enzymreaktionen, die das Säure-Basen-Gleichgewicht entscheidend beeinflussen, sind von Mangan abhängig.

Das Vorhandensein eines sauren Mineralstoffs – der Kieselsäure (Silizium) – mag seltsam anmuten. Silizium ist jedoch ein wichtiger Bestandteil von Haaren, Nägeln, Zähnen und Knochen und deshalb für jedermann sehr wichtig, auch – oder vielleicht gerade – für Personen, die an einer durch Übersäuerung bedingten Entmineralisierung leiden. Der saure Charakter dieses wichtigen Mineralsalzes stellt jedoch Menschen mit einem gestörten Säurestoffwechsel vor Probleme: Ihr Organismus ist nur sehr beschränkt in der Lage, Silizium allein zu verarbeiten. In einem an sich basischen Mineralstoffpräparat wie die Produkte 1 und 2 hingegen wird die Säure wesentlich leichter abgebaut, umso mehr, als der Anteil an Silizium sehr gering ist (5%). In dieser Form eingenommen kommt die remineralisierende Wirkung dieses Minerals auch säureempfindlichen Personen zugute.

Andere Wirkstoffe

Die Molke: Sie war bereits im Altertum für ihre reinigende Wirkung bekannt. Molke fördert die Ausscheidung von Toxinen, zu denen auch die 139

Säure gehört. Die harntreibende Eigenschaft der Molke (im Produkt 2 in Form von Laktose) unterstützt die Tätigkeit der Nieren, die bei der Elimination der Säuren eine Schlüsselfunktion ausüben.

Allerdings wird Molke nach wenigen Stunden sauer; das in den 2 Produkten enthaltene Milchpulver besteht deshalb aus ganz frischer Molke, besitzt also alkalische Eigenschaften.

Pflanzenpulver: Die Pflanzen wurden – wie die Molke – aufgrund ihrer reinigenden und harntreibenden Wirkung in die Basenmischung aufgenommen. Sie tragen zu einer vermehrten Nierentätigkeit bei. Brennessel und Fenchel wirken stark harntreibend, Ringelblume, Holunder, Linde und Kamille harn- und schweisstreibend. Im Schweiss wird ebenfalls ein Teil der Säuren ausgeschieden. Auch der Verdauungsvorgang wird durch diese Pflanzen stimuliert.

Fruchtpulver: Reines, naturbelassenes Fruchtpulver dient – zusammen mit den Pflanzen – der Geschmacksverbesserung.

2. Die Form der Wirkstoffe

Basische Mineralstoffe erfüllen ihre Aufgabe bei der Behandlung der Säure nur dann, wenn sie vom Körper leicht aufgenommen und verwertet werden. Die Form dieser Mineralien spielt deshalb für die Wirksamkeit des Präparats eine entscheidende Rolle.

Die in den beiden Produkten verwendeten Zitrate eignen sich in dieser Hinsicht ausgezeichnet.

Zitrate sind Salze der schwach sauren Zitronensäure, welche mit den basischen Mineralien
(Alkali) eine Verbindung eingegangen sind. Der
Säureanteil kann jedoch vom Organismus problemlos neutralisiert und ausgeschieden wird,
unabhängig davon, ob der Säurestoffwechsel
geschwächt oder intakt ist. Die abgebaute Zitronensäure wird von den Lungen in Form von Kohlensäure ausgeschieden; damit stehen dem Körper
die Basen zur Verfügung, die er benötigt.

3. Das Mischverhältnis
   der Wirkstoffe

Die physiologische, das heisst der Gesundheit
zuträgliche Menge eines jeden Mineralstoffs im
Organismus ist genau definiert und vom Vorhandensein anderer Mineralien abhängig. Werden
grosse Mengen eines bestimmten Mineralstoffs
eingenommen, heisst dies nicht unbedingt, dass
dieser Stoff in entsprechenden Mengen resorbiert
wird. Das zu reichliche oder zu spärliche Vorhandensein anderer Mineralien kann diesen Aufnah-
meprozess hemmen. Die Lösung besteht also
nicht darin, von jedem einzelnen Mineralstoff der
Basenmischung eine gleich grosse Menge zu verwenden.

Kalzium zum Beispiel wird dann am besten aufgenommen, wenn eine gleich grosse oder leicht grössere Menge an Phosphor und eine rund 50% kleinere Menge an Magnesium vorhanden ist.

Dem Mischverhältnis basischer Präparate muss   141

deshalb besondere Beachtung geschenkt werden.

Verabreichungsform
Basenmischungen sind als Pulver oder Tabletten erhältlich. Pulver löst sich am besten in warmem Wasser auf. Tabletten sind insofern praktischer, als sie problemlos mitgenommen werden können.

Dosierung
Die Dosierung der Basenmischungen richtet sich nicht nach dem Gewicht, sondern nach dem Säuregrad. Der Säuregrad lässt sich mit Lackmuspapier, das in Drogrien/Apotheken erhältlich ist, messen. Die Dosis ist so zu wählen, dass der pH-Wert des Urins in den Normalbereich von 7 bis 7,5 zurückgeführt wird. Da dieser pH-Wert von zusätzlichen Faktoren wie Ernährung, Stress oder Krankheit abhängt, variiert auch die Dosierung. Eine durchschnittliche Dosis beträgt dreimal täglich 1 Kaffeelöffel; sie kann je nach Schwere der Übersäuerung auf bis zu dreimal täglich 2 bis 3 Kaffeelöffel erhöht werden.

Kontraindikation
Da Zitrate für den Körper leicht abbaubar sind, wird ein allfälliger Überschuss problemlos über die Nieren ausgeschieden. Hier liegt auch die einzige Einschränkung: Bei schweren Nierenerkrankungen ist auf Zitrate zu verzichten.

Markenprodukte
Empfohlen werden nebst Nimbasit und Erbasit auch die Flügge-Basenmischung und die Nährsalzmischung Somana. Ihr Apotheker oder Drogist berät Sie gerne.